洪家铁临床经验总结

洪家铁　主编

北方联合出版传媒（集团）股份有限公司

辽宁科学技术出版社

图书在版编目（CIP）数据

洪家铁临床经验总结 / 洪家铁主编 . —沈阳：辽宁科学技术出版社，2024.4
ISBN 978-7-5591-3311-3

Ⅰ . ①洪… Ⅱ . ①洪… Ⅲ . ①中医妇科学—中医临床—经验—中国—现代 Ⅳ . ① R271.1

中国国家版本馆 CIP 数据核字（2023）第 214943 号

出版发行：辽宁科学技术出版社
（地址：沈阳市和平区十一纬路25号 邮编：110003）
印 刷 者：辽宁鼎籍数码科技有限公司
经 销 者：各地新华书店
幅面尺寸：145 mm × 210 mm
印 张：4.125
字 数：200千字
出版时间：2024年4月第1版
印刷时间：2024年4月第1次印刷
责任编辑：陈广鹏 郑 红 寿亚荷
封面设计：刘 彬
版式设计：义 航
责任校对：栗 勇

书 号：ISBN 978-7-5591-3311-3
定 价：80.00元

联系电话：024-23284526
邮购热线：024-23284502
E-mail：29322087@qq.com

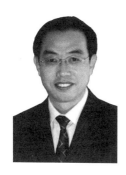

洪家铁简介

洪家铁，主任中医师，中医妇科学硕士。第四批、第五批全国老中医药专家学术经验继承工作指导老师；辽宁省首批名中医；辽宁中医药大学博士、硕士研究生指导老师。从事中医妇科临床工作近50年，治学严谨，认真研读经典，于谙熟中体悟精要；勤于临床研究，注重临床实效，于验证之中求创新；并蓄各家思想，于众长中发展学术。对多种妇科疾病的诊治有独到经验，在妇科领域有较高的学术水平和社会影响。

本书编委会

主　编：洪家铁

副主编：丛　羽　张　丹　韩晓凤

编　委：（以姓氏笔画为序）

马　丹　王　宇　王雅文　方　芳

李　岩　陈胤好　赵文文　徐胜莹

陶　宁　裴旭洋　燕琨婷

目　录

主要学术思想

通过深研《黄帝内经》(下称内经)、《伤寒论》、《金匮要略》等经典著作，深入对其整体观念和辨证论治的认识，谨遵《内经》所论，同时撷取诸家之所长，在临床实践中深化理论与实践的结合，形成了自身学术思想的核心；在《内经》理论的指导下，重视八纲、脏腑、气血的辨证，对每个病症都有精辟见解，剖析详尽，以肾肝脾立论，精气血同调，强调情志致病因素，治疗中因病施治，组方严谨，择时用药，注重调护，逐渐形成诊治妇科疾病的学术思想特色。

一、疗妇人疾，调经为先

在临床诊治妇科疾患中，应注重调经。妇人在解剖上有胞宫，在生理上有经、孕、产、乳。《素问·上古天真论》云："月事以时下，故有子。""月事以时下"是妇人生理功能正常的表现。月经病变作为表象，反映了"肾气—天癸—冲任—胞宫"的功能异常所在，即妇人经、带、胎、产疾患发病的根本原因，调理月经的期、量、色、质及伴发症状是调理机体的切入点。故凡治当以调经为先，以经血之有形，辨冲任之无形。

二、重肾肝脾，调精气血

肾、肝、脾三脏相互协调，共同为妇人的经、孕、产、乳等生理活动提供物质基础和功能保障，把肾虚精亏不能化气司生殖、肝失疏泄不能条畅气机、脾失健运不能生血摄血作为妇科病的主要病机，治疗上重视肾肝脾的调理，以调肝肾、理气血、通胞络为大法。

（一）调理肝肾

妇科疾病的治疗中强调肝肾藏泻互用、乙癸同源，以调理肝肾为治疗大法。《内经》称女子胞为"奇恒之府"，胞宫亦藏亦泻，藏泻有度，藏泻有时，蓄经和行经，育胎和分娩，藏泻分明，各依其时。肝肾藏泻互用，共同发挥调节胞宫生理功能的重要作用。月经血的周期规律性藏与泻、胎儿在宫内的生长发育及分娩，这些功能都依赖于肝之疏泄和肾之封藏的共同作用。肝肾同源，精血互生，为月事来潮及胎孕提供物质基础。在临床中对肝郁肾虚、冲任失调导致的月经不调、痛经、不孕等治以补肾疏肝；对肝肾精血不足、冲任亏虚导致的月经过少、闭经、滑胎等治以补肾养肝。

（二）培护中土

在治疗方药中常配伍使用健脾药物以培护中土，其寓意有五：①妇人以血为用，脾为后天之本，脾健则后天之本雄厚，气血生化有源，为经、孕提供物质基础；②脾主运化，健脾有"载药行舟"之意，加强脾胃对药物的运化吸收；③脾五行属土，有"土生万物亦载万物"之意，先后天之气安奠，则胞宫可以养胎矣；④脾主中气而固护冲任，防止血不循常道而下溢；⑤扶护正气，且防化瘀祛邪之药伤脾碍胃，以防滋生他病。嘱长期用药者，服 4d 停 1d，适时查肝肾功能。

（三）疏肝理气

情志刺激是妇科疾病的重要致病因素，在妇科疾病的诊治中一定要重视调节情志。女子因青春期、月经期、妊娠期、产褥期、围绝经期各生理时期特殊的内环境，气血变化急骤，易受外界环境的影响，导致气机紊乱而发情志病变。随着工作生活节奏的加快，加之心理承受能力的改变，情志病变越来越复杂，表现为烦躁易怒或情绪低落，情志与疾病互为因果，相互影响。肝主疏泄、调畅气机，调节情志。气行血行，气滞血停，在补肾养血柔肝之品以资气血之源的同时，应配以条畅气血，使气畅血行，以期补血不留瘀。故在临床治疗中以疏解肝郁为主。

（四）活血通经

气滞血瘀，或感受毒邪，邪与血结，搏结胞宫，损伤冲任，能够导致诸多妇科病症。如经行产后，胞门未闭，外感风寒湿热之邪或虫毒乘虚内侵，与冲任气血相搏结，蕴结于胞宫；或摄生不慎，感寒，寒凝血瘀；或饮食不节，内伤脾胃，运化失司，痰浊内生；或纵欲过度，肾精亏耗，耗伤气血，因虚致瘀等，均能导致冲任气血运行不畅而患病。其病机关键为气滞血瘀。凡气血运行不畅之证，治疗中均可活血通经、化瘀祛邪，用药以行气活血、化瘀、止痛、清热、散寒、利湿之品。

三、择时用药，注重疗效

中医临床关键在"疗效"，应重视治疗过程中用药时机的选择，因势利导，事半而功倍。对每一例患者的用药进行叮嘱，仔细推算用药时机并具体到日期。

经前冲任胞宫气血偏实，要乘其实以导之；经期冲任胞宫气血半虚半实，就其势以调之；经后冲任胞宫气血偏虚，就其虚以补之。经血增多类疾病以月经血多第 2 日服药固冲止血，以使血下而有度；月经先期者下次月经来潮之前 7 日服药，经间期出血者经血干净即服，于血溢之前固冲，以固摄经血应时而下；崩漏患者有月经周期、经期紊乱，出血先有点滴数日，而后血量增多近正常月经量，继而又漏下不止者，治疗重在使月经有期可循，故将出血量多之日认定为月经正式来潮之日即行经期来拟定服药时机，出血前补益疏通，达血盛满而溢、溢能醋畅，而后血下量多之时适时截流，使血泻下有度、适可而止，以求满溢盈亏之道。月经减少类疾病及经期前后诸症以最后一次月经来潮日期为准，月经第 10 日开始服药，血多第 2 日停药；月经已过期未潮和闭经日久排除妊娠后即服药，直至月经来潮，观察血量，血多第 2 日停药，并以本次月经来潮之日为准，10 日后下一疗程服药；月经不调有停久不行，行久不停者，当双向调节，于月经第 10 日服用补肾疏肝活血之品，使冲任胞宫有血可下，于月经来潮第 2 日服用益气固冲止血之剂，血下有时，适可而止。在对患者进行助孕时，选择月经第 5 日服药，以应氤氲之时合阴阳。强调用药要应其时，方可疗效显著，且可免去长期服药的不便，并为患者减轻经济负担。

四、组方严谨，契合病机

调理脏腑气血，异病同治。在辨证上肾肝脾三脏在妇科疾病中的作用，既有独立性，又有相关性。妇人的经、孕、产、乳均以血为本，在妇科临床辨证中突出运用肝肾藏泻互用、乙癸同源，脾为中土、兼于顾护，在临床治疗上不提倡独立地治疗某脏，而是注重肾肝脾之间的平衡协调，根据具体情况围绕肝脾肾进行辨证论治，或肾脾同治，或肝肾同治，或肝脾同调，或肾肝脾同调，灵活应用，亦补亦疏。妇科常用药物和妇科生理、病理特点密切相关，故临床上多用与肝脾肾相关的药物，补肾则有滋肾阴、壮肾阳、补肾气、填肾精，治肝则有疏肝、养肝、柔肝，治脾则有健脾益气、化湿、利湿。不拘泥于古方，辨证施治灵活加减运用，并根据临床用药疗效创立了经验方；治方严谨，用药纯和，契合病机，强调补血不滞血，行血不伤血，对伤精损血之药谨慎使用，或活用经方，或自拟验方。

（一）成方应用

四物汤，出自《太平惠民和剂局方》，本方补中有散，散中有收，为补血调经之基础方。常以四物汤化裁，配伍制首乌、阿胶、鹿角胶等养血益精之品，用于治疗肝肾精血不足所导致的病变；以桃红四物汤化裁治疗有瘀象的月经紊乱；配黄芪、党参益气摄血，治疗气虚失摄月经量多；加桂枝、吴茱萸治疗阳虚寒凝之月经不调；加白术、杜仲治疗气血虚弱之胎动不安。

寿胎丸：《医学衷中参西录》中治疗肾虚习惯性流产的验方。其药物组成：炒菟丝子、桑寄生、川续断、阿胶。常以此方化裁安养胎元：阴虚内热者加麦冬、沙参、鳖甲，气虚重用黄芪、白术、升麻，血虚加熟地、炒芍药，阴道流血加艾炭、棕炭等炭剂。

逍遥散：为《太平惠民和剂局方》中疏肝解郁、养血健脾治疗血虚劳倦的代表方，组成：当归、白芍、柴胡、茯苓、白术、甘草、生姜、薄荷，常用来治疗月经失调。在临床上，以此方去甘草，加瓜蒌、海藻治疗经期乳胀；以此方加菊花、石决明、钩藤治疗经行头痛；以此方加蒲黄、五灵脂、刘寄奴治痛经；以此方加黄芪、熟地、三棱、莪术治疗人工流产术后月经不调。

血府逐瘀汤：《医林改错》中活血化瘀名方，主治"胸中血府血瘀之症"。原方组成：桃仁、红花、当归、生地、川芎、赤芍、牛膝、桔梗、柴胡、枳壳、甘草。方中四逆散行气疏肝，桃红四物汤活血化瘀而养血，且方中桃仁、红花、川芎、赤芍活血祛瘀，配合当归、生地活血养血，使瘀血去而又不伤血。柴胡、枳壳疏肝理气，使气行则血行；牛膝破瘀通经，引瘀血下行。桔梗入肺经，载药上行，又能开胸膈气滞，宣通气血，有助于血府瘀血的化与行，与枳壳、柴胡同用，尤善于开胸散结，牛膝引瘀血下行，一升一降，使气血更易运行；甘草缓急，通百脉以调和诸药。在妇科疾病中虚、瘀、郁三者互为因果，虚实夹杂，应予通补兼施。凡气机阻滞、血行不畅之证，均可异病同治，以血府逐瘀汤理气化瘀、调补阴血。在临证中本着气行血行、血行瘀散之法，在选用血府逐瘀汤时不拘泥于气滞血瘀症状，凡血瘀外兼杂有痰浊、水湿、毒邪等病变均以此方酌情进行加减。治疗慢性盆腔炎加败酱草、红藤，治疗多囊卵巢综合征加仙茅、淫羊藿、瓜蒌、胆南星，治不孕不育抗体系列阳性加丹参、蜂房等。

柴胡疏肝散，源自《景岳全书·古方作陈·散阵》一书，是疏肝理气、调肝理脾、活血止痛的著名方剂。原方包括柴胡、陈皮、香附、川芎、枳壳、芍药、甘草等。情志刺激是妇科疾病的重要致病因素，情志与疾病互为因果，相互影响。在妇科疾病的诊治中一定要重视调节情志。肝主疏泄、调畅气机、调节情志，故在月经失调、不孕症及经断前后诸症的临床治疗中重用此方进行加减。

膈下逐瘀汤，出自《医林改错》。具有活血逐瘀、破癥消结之功效。组成：五灵脂、当归、川芎、桃仁、丹皮、赤芍、乌药、元胡、甘草、香附、红花、枳壳。常以其加减治疗气血瘀滞导致的妇科诸痛、结节病症。

少腹逐瘀汤,出自清代王清任的《医林改错》,与血府逐瘀汤为姊妹方。组成有温中的干姜,止痛的延胡索、没药,补血的当归,活血止痛的川芎,散寒止痛的肉桂,祛瘀止痛的赤芍,止血的蒲黄,化瘀止血、活血止痛的醋五灵脂。功能活血祛瘀、温经止痛。常以其加减治疗妇科诸痛,并作为不孕症和反复自然流产的调经期重点方剂。

琥珀散,出自《医宗金鉴·妇科心法要诀》,全方由三棱、莪术、牡丹皮、肉桂、延胡索、乌药、丹参、当归、赤芍、生地黄、刘寄奴等药构成,共奏破血逐瘀、温经散寒、行气止痛之功。以此为治疗痛经要方。

固冲汤,出自《医学衷中参西录》。组成:白术、生黄芪、龙骨、牡蛎、萸肉、白芍、海螵蛸、茜草、棕榈炭、五倍子等。本方为治肾虚不固、脾虚不摄、冲脉滑脱所致崩漏而设,为固涩剂,具有固冲摄血、益气健脾之功效,且可养心安神。常用于治疗月经先期、月经过多、崩漏等属脾气虚弱、冲任不固者。

独活寄生汤,出自《备急千金要方》。为祛湿剂,由独活、桑寄生、杜仲、牛膝、细辛、秦艽、茯苓、肉桂心、防风、川芎、人参、甘草、当归、芍药、干地黄等药物组成,具有祛风湿、止痹痛、益肝肾、补气血之功效。常用以治疗肝肾两虚,气血不足产后身痛效果甚佳。

二仙汤,出自《妇产科学》。组成有仙茅、淫羊藿、当归、巴戟天、黄檗、知母,具有调冲任、补肾精、温肾阳、泻肾火的功效。常用于治疗肾阴阳两虚,虚火上炎之经断前后诸症、闭经、不孕等。

(二)药对应用

药对应用能够增强药效,发挥协同和相辅相成的作用,有利于阴阳气血平衡的调节。

蒲黄、五灵脂：常用此药对治疗瘀血引起的痛经。蒲黄，功能化瘀止血。入心肝血分，具有止血活血双向功能，用于治疗出血诸症，有无寒热，或有无瘀血皆可选用。五灵脂，归肝脾经，功能化瘀止血，活血止痛。入肝经血分，善于化瘀止血，为治疗血滞诸痛之要药。二者配伍使用，通利血脉，活血止痛力强。治"男女一切心腹胁肋少腹诸痛，止妇人经水过多，赤带不绝，胎前产后血气诸痛"。

青皮、郁金：疏肝理气常配伍应用。青皮，疏肝破气，消积化滞。肝为气机升降的枢纽，肝气宜疏，不论补益还是调经，都需要疏肝。郁金，凉血、祛瘀止痛，又能行气解郁，为血中之气药。二者同用，疏肝行气力力增强。

龙骨、牡蛎：常用此药对治疗经断前后诸症之头晕目眩，烘热汗出。龙骨，归心肝肾经，有镇静安神、平肝潜阳、收敛固涩之效。牡蛎，归肝肾经，功能平肝潜阳，软坚散结，收敛固涩。二者均属质重沉降之品，相须配伍，加强平肝潜阳，且有收敛、固涩、止汗之功。

菟丝子、续断：《医学衷中参西录》之寿胎丸含有二者，亦常用此药对治疗肾虚胎漏、胎动不安、滑胎。菟丝子，补肾益气，药性平和，能补肾阴肾阳，且温补而不腻不燥，长于补肾安胎。续断，能补肝肾，强筋骨，续伤折，治崩漏，为理腰肾之要药。二者配伍使用补肾固冲安胎效果颇佳。

生地、黄芩：常用此药对治疗肝肾阴虚、血热导致的胎漏、胎动不安。生地，功效养阴生津，凉血养血。黄芩，功能清热解毒，止血安胎，为安胎圣药。二药在妇科著名方剂保阴煎中配伍使用，养阴生津、清热安胎效力倍增。

杜仲、狗脊：常用于治疗肾虚胎漏、胎动不安及不孕症和反复自然流产的调理。杜仲，补肝肾，强筋骨，安胎。狗脊，祛风湿、补肝肾、强腰膝。二者配伍使用调补肝肾效果更佳。

桃仁、红花：常用于治疗妇人血瘀诸症。桃仁，活血祛瘀、润肠通便，通月水，止心腹痛。红花，活血祛瘀，通经。两药同用，濡润行散，善于活血通络，有活血祛瘀不耗血之优点。

三棱、莪术：二者均有破血祛瘀，消积止痛作用。常用于治疗血瘀气滞癥瘕病。莪术能破气中之血，三棱破血中之气，两药同用，气行血散，有相得益彰之功。

当归、川芎：当归，补血调经，活血止痛，有兴奋子宫肌和抑制子宫肌的双向作用。川芎，活血行气，祛风止痛，"上行头目，下行血海"。此为活血行气，补血调经常用药对。

鹿角胶、巴戟天：鹿角胶，血肉有情之品，为温补肾阳要药。巴戟天，"补肾益精，治五劳七伤"。二者同用，功擅益肾助阳，温通督脉，填补精血。常用此药对治疗女子闭经、不孕，男子弱精子证。

海藻、昆布：二者均能软坚散结，消痰利水。常用于治疗甲状腺和乳腺肿物。

（三）自拟验方

治疗经断前后诸症之安更汤，组成：柴胡、川芎、赤芍、陈皮、枳壳、黄芪、白术、防风、女贞子、当归、熟地、浮小麦。柴胡、陈皮、枳壳行气疏肝为君药；川芎、赤芍、当归、熟地养血柔肝为臣药；芪术、防风益气固表止汗，且女贞子能补肾养肝，浮小麦益气、除热、止汗共为佐使。诸药合用使肝肾精血可补，肝气可疏，营卫气血条达通畅，诸症可减。

治疗肝郁肾虚月经不调之调经汤，菟丝子、熟地、柴胡、香附补肾益精，疏肝解郁，理气调经为君药。女贞子、续断、杜仲滋补肝肾，枳壳、陈皮疏肝行气，共为臣药；仙茅、淫羊藿补肾助阳，川芎、郁金、赤芍功专行气活血为佐药；白芍养血柔肝调和药性为使药。共达肝肾精血条达畅通，阴阳共生，通补兼施，经血和调。

调理肝肾之助孕汤，菟丝子、熟地，柴胡、香附补肾益精，疏肝行气为君药；仙茅、淫羊藿补肾助阳，续断滋补肝肾，调整阴阳促进卵泡发育；路路通、通草、川楝子、砂仁疏肝理气，通经脉为臣药；王不留行、穿山甲活血通经，皂刺消肿软坚，用于促进卵泡排出为佐药；白芍养血柔肝为使药。全方共达滋补肝肾，行气活血以促进卵泡生长、发育、排出，提高卵泡质量，为受孕做好准备。

妊娠期防治胎漏、胎动不安之安胎汤，菟丝子、续断、桑寄生、阿胶补肝肾养血，固冲安胎为君药；杜仲、狗脊、鹿角胶、山药补肝肾益精助君为臣药；苏梗、砂仁行气安胎；麦冬益胃生津，清心除烦为佐药；黄芩、生地、白术坚阴清热、健脾除湿为安胎妙药，白芍养血柔肝，调和药性为使药。以求冲任气血充盛条达荫养胞胎。

五、辨证调护

妇科疾病应注重治疗与日常保健相结合，在临床诊疗过程中加强对患者教育，强调"三分治，七分养"。面对患者的疑问，耐心讲解，进一步和谐医患关系，提高患者的依从性。

（一）心理疏导

妇人素性抑郁，加上患病，除机体功能受损外，心理承受着巨大压力，受工作和外环境的影响，会产生不良情绪，即情志病变，导致体内气机紊乱，进一步影响疾病。在临床中重视对患者情绪的疏导，与患者及家属进行充分的沟通，耐心讲解，树立正确的理念，减少患者心理负担，增强信心。

（二）合理营养

患者饮食要清淡，忌食辛辣香燥的食物，以防碍脾，痰湿内生。忌食生冷，以防损伤阳气。食物摄取均衡，保证身体发育和机能所需营养。

（三）劳逸结合

平时应注重体育锻炼强健机体，起居有常，劳逸有度。养成良好的作息习惯，生活规律、不熬夜，以防生物钟发生紊乱。妊娠期仍应适当劳作，机体动则阳气升。如出现腰酸，阴道流血，则要注意勿久站持重涉远，必要时应卧床休息。

洪家铁医话

月经病治疗经验

月经是指有规律的、周期性的子宫出血。一般每月一次，经常不变，信而有期，故又称为月汛、月信或月水。妇女的月经周期以月为节律，"上应月相，下应海潮"，是天人相应的现象。《血证论》指出："月有盈亏，海有潮汐。女子之血，除旧生新，是满则溢、盈必亏之道。女子每月则行经一度，盖所以泄血之余也"。月经异常不仅影响患者生育，影响正常生活，更会变生他病。

一、察证情，衷中参西

望、闻、问、切诊是中医的重要诊断方法，四诊合参是辨病与辨证依据。虽然"四诊"运用在诊断月经病时与其他科基本相同，但由于女性特殊的生理结构及病理特点，月经具有期、量、色、质的不同特点，故强调运用"四诊"时应关注月经周期的变化、月经量的多少、月经质的变化、白带量多少。问诊要翔实，不能有诱导性提问，包括年龄、婚育、胎产、用药情况，有无口服避孕药等，以及有无情志刺激、工作生活环境的变动。对于主要症状如阴道流血等要问时间、诱因、缓解因素及伴随症状。

月经病表现各异，临证复杂难辨，中医的望、闻、问、切四诊手段虽然完备，但也有其不足之处，要准确地诊断认识疾病，需要借助现代医学的科技手段更直观、准确地协助诊断疾病，如何更好地中西结合，发挥优势，对妇科病尤其在危重、疑难病的辨识方面，需要结合现代医学诊断技术，为辨病求因提供更直观的诊断依据。在病情急者的治疗上，结合中医辨病辨证，以塞流、澄源、复旧为根本大法，先快速止血，防止病情进一步发展；病情较缓，生命体征稳定后，再施用中西医结合辨证治疗。遵守快速有效地止血以治标，继用中药治疗以治本的原则。

二、调月经，重脏腑气血

(一) 调和气血

血为月经的物质基础，气为血之帅，血为气之母，气行血行，气滞血停。在生理上气血相互依存、相互滋生，在病理上气血相互影响，相互累及，气血紊乱则影响冲任为病，导致月经诸疾的产生。月经失调与气血关系密切，历代医籍均有论述。如《黄帝内经》云："百病生于气也。"指出气病的广泛性，不论外感还是内伤，最先波及的便是气，导致气的异常。陈自明《妇人良方大全》："气血，人体生命活动的根本，人之神也，应当谨慎调护。然妇人以血为本，以气为用，气血宣行，其神自清，治妇人病更应顾护气血。所谓血室，不蓄则气和，血凝结则水火相刑。"以上论述了气血在妇科生理方面的重要作用。在病理上认为女子血枯："此得之少年时……若醉入房中，气竭肝伤，故月事衰少不来也。今脱血失精，肝气已伤，故血枯涸而不荣也"。张景岳《妇人归》云："经血为水谷之精气。"指出："妇人上则为乳汁，下归血海而为经脉。"认为经血为水谷精气所化，在月经病之病机中，七情所伤，肝气不舒，气机郁滞最为常见。《女科经纶》云："方有执曰：妇人以血为海……每多忧思念怒，郁气居多……气行则血行，气止则血止。忧思过度则气结，气结则血亦结……气顺则血顺，气逆则血逆……气血结逆于脏腑经络，而经于是乎不调矣。"气血对于月经十分重要。常见病机有气虚、气陷、气逆、气乱、气滞、气血亏损、血热、血瘀等证。

（二）重肝脾肾

月经是肾—天癸—冲任—胞宫协调作用，胞宫规律性藏泻的生理现象。脏腑病变均可直接或间接导致冲任胞宫气血失调而发生月经病变，但尤以肝脾肾对冲任胞宫的影响最大。"经水出诸肾"，"月经全借肾水施化"。肾藏先天之精，而化生天癸，主导月经来潮。肾气充盛，天癸泌至，冲任流通，经血既盈，应时而下。《叶天士女科》曰："女子以肝为先天。"肝藏血，调节血量，主疏泄而司血海，肝为血脏，肝之余血下注冲任血海，化生经血。肝肾同源，精血互生，共同为月事来潮提供物质基础。《景岳全书·妇人规》云："故调经之要，贵在补脾胃以资血之源，养肾气以安血之室"，妇人以阴血为主，血赖于气的化生、推动。脾统血，肝藏血，肾藏精，精血相生，三脏之间又相互联系，相互影响。且肝肾藏泻互用，疏泄与封藏，相反相成，一开一阖共同调节冲任，使下注冲任胞宫之血藏泻有度，经候如常。若情志抑郁，肝气郁结，疏泄失常，肝郁化火；或肝经郁火灼伤肝阴，进而损伤肾阴；或肝血不足，冲任失调；或肝气郁结，气血运行不畅，瘀血内停；或肝旺脾土受克，脾失健运，水湿不化，聚湿生痰，均可导致血海不能按时满溢，导致月经病的发生。临床中常见三型，肾虚兼肝郁，脾虚兼肾虚，肝郁兼脾虚，以脾肾阳虚和肝肾阴虚月经病多见。

在治疗月经病中，处处注意顾护气血，以健脾为主，同时兼以补肾疏肝为常用法则，取得良好的临床疗效。如月经类相关病中，对属于血热妄行导致月经先期或经间期出血者，多选用清经汤加减。方中牡丹皮、黄檗、青蒿、地骨皮清热泻火凉血，白芍养血敛阴，茯苓健脾宁心，熟地滋肾水。总之是通过清热泻火，凉血养阴，健脾补肾而后达到安冲的治疗作用。若属于脾虚者，多选用归脾汤加减治疗。方中四君子汤加黄芪健脾补气为主要组成部分。脾气充足则能统血有权，配合以枣仁、远志、茯神宁心安神，当归、龙眼肉补血养心。

三、重周期，因时制宜

中医学"肾—天癸—冲任—胞宫"轴与现代医学"下丘脑—垂体—卵巢—子宫"轴对月经的调节作用是一致的，根据月经周期中的卵泡期、排卵期、黄体期、月经期4个时期气血变化规律用药，以调补肝脾肾功能、活血调经、阶段性、周期性、序贯式用药，调整阴阳平衡，以建立规律的月经周期。月经期即行经期，此期血海由满而溢，血室开放，胞宫泻而不藏，通过阳气的疏泄、胞脉通达、推陈出新，使经血从胞宫顺利地排出，奠定新周期的基础。此期治宜理气活血调经、因势利导、引经下行，使子宫内膜充分剥脱，去旧布新。卵泡期即经后期，此期经水适净，精血耗伤不足，是卵泡逐渐发育成熟，子宫内膜逐渐修复、增殖的时期。此期旧血已去、新血将生，在肾气调节作用下血海空虚渐复，属于阴生的阶段。女子以阴血为本，此时正是气血阴精恢复和滋生的关键时期。治法以滋肾健脾、益气养血、调理冲任为主，使肾阴逐渐滋长，促使内膜修复，滋养卵泡，为排卵创造必要的物质基础。排卵期即经间期，中医称为"氤氲之时"，此期经过经后期的"藏而不泻"，肾之阴精渐以充沛，冲任气血旺盛，在肾中阳气的调节下，重阴转阳。当阳气充足能够蒸腾阴精则出现氤氲之候，是肾中阴阳转化、阴盛阳动的关键时期。治疗在益肾填精的基础上酌加理气活血通络药，促其排卵。黄体期即经前期，此期是排卵后黄体成熟及退化阶段，子宫内膜在增生的基础上受雌孕激素的影响出现分泌现象且持续增厚，黄体期肾阳渐旺，是阴充阳长、阳气活动旺盛的时期。治疗重点是顺其阳长之势，资其阳长之源，使气血旺盛，促进黄体成熟，为下一次月经来潮或胎孕做好准备。对月经病的治疗，强调要顺应月经周期中的阴阳消长变化、气血盈亏变化的规律，治疗原则应首重气血，因时制宜。

四、审病因，异病同治

病变月经的期、量、色、质表现虽不尽相同，但易发展变化，相互演变，呈现渐进发展。根据中医异病同治理论，将其归纳为月经过多—经期延长—月经先期—经间期出血—崩漏的经血增多类疾病，月经过少—月经后期—闭经的经血减少类疾病，及月经前后伴发性疾病—月经前后诸症三类进行论治。治疗从调补肝脾肾、调理气血入手，且遵循月经周期各阶段气血变化规律重视治疗时机选择，因势利导，以期经血藏泻有度，溢泄规律，减轻伴发症状，收效甚著。

（一）经血增多类疾病

此类月经病表现为月经周期或有正常，经量明显增多，继而经血缠绵，经期超过 7d 以上，甚或 2 周方净；或月经周期提前 1～2 周，或在两次月经之间，氤氲之时，发生周期性出血；渐或与下次月经相连，进而月经周期和经期紊乱导致淋漓不净、漏下不止，出现月经过多、经期延长、月经先期、经间期出血、崩漏等相互演变渐进发展。此类月经病的病因病机主要有"热、虚、瘀"三方面：热者，在于迫血妄行；虚者，在于气不摄血；瘀者，在于络伤血溢，血不归经。此外还与情志失调、饮食不节及先天禀赋、医源性等因素引起的脾、肝、肾三脏功能失调，冲任不固、气血失调密切相关。分为血瘀、血热和气虚三型。

此类疾病治以塞流、澄源为主，予补肾益气、固冲止血、清肝凉血方药佐以炭剂固涩止血。气虚统摄无权，冲任不固，经血失于制约者拟方益气止血汤加减（黄芪、升麻、白术、龙骨、牡蛎、白芍、茜草、海螵蛸、地榆炭、侧柏炭、红鸡冠等）；血热热扰冲任，伤及胞宫，血海不宁者，拟方清经汤加减（黄芪、茜草、侧柏叶、生地榆、大蓟、生地、地骨皮、青蒿、白芍、黄芩、茯苓等）；流血日久，血虚阴亏，应适时以四物汤加减补血养血；瘀血留滞冲任，旧血不去，新血不得归经者，行气活血通经，拟通经汤加减（当归、川芎、桃仁、红花、牛膝、香附、莪术、赤芍、枳壳、柴胡、丹参、枸杞子、鸡血藤等）。经前期血海满盈欲溢，应重视气与血的关系。血赖以气行，气血充沛，互相协调，经脉通畅则月事以时下，宜行气活血，因势利导，使经行通畅。行经期血海由满盈而泻溢，胞宫气血由盈而亏发生急骤变化，故应重视气顺血和，气血流通，宜在经前期治疗的基础上活血和血。经后期血海空虚，是血海由虚至盛之转折期，阴精逐渐充实，应重视气血恢复的情况。

月经过多、经期延长者月经来潮血量多第二日服药止血，以使余血下而有度；月经先期者下次月经来潮前7d服药，经间期出血者经血干净即服，经前固冲，使经血应其时而下；崩漏患者有月经周期紊乱，出血量可有先点滴数日，而后量多近正常月经量，继而漏下不止者，治疗重在使经有期可循，故以出血量多日为月经正式来潮即行经期，来拟定服药时机，经前期血量少、腹部坠胀，经血滞涩不畅时，予补肾滋肾、理气活血，以通为主，见血量达正常月经量即停，继服用止血药剂，固冲塞流，血净药停。此法于出血前补益通经，达血盛满而溢、溢而酣畅，血下量多适时截流，使血泄下有度、适可而止，以求满溢盈亏之道。经前期祛邪扶正，根据病因不同，遣方用药不同，如健脾、调肝、补肾、清热、化瘀、祛湿；经期益气摄血防脱，经后期益气养血扶正，然不可拘泥。

崩漏是肾—天癸—冲任—胞宫生殖轴的严重失调，冲任不固，不能制约经血，经血非时而下所致。治疗崩漏以塞流—澄源—复旧为治疗根本大法。权衡标本缓急，分主次，临证中病势急者，月经出血量过多，有血崩之势，应塞流以止血，断红护阴。治疗上急性期塞流补气止血以防脱，缓解期澄源复旧重周期调冲任以治本。以澄源求本为主导，又寓塞流于澄源之中，标本兼治。

月经的主要成分是血，月经的产生是有阴阳消长变化规律的，然其变化基于阴血。对经间期出血，经期过后，血海空虚，阴血逐渐滋长，阴精充盛，精化为气，阴转为阳，若体内阴阳调节功能协调，适应此变化，则无特殊症状体征；若阴虚当阳气内动之时，阴阳转化不协调，阴络损伤就会发生出血。故在本病治疗上不可见血止血，关键在审察病因，依证立法；和解阴阳，调理周期，分期论治，则血自止、周期衡。遵循《内经》"谨守病机"及"谨察阴阳所在而调之，以平为期"的宗旨。采用补而和之，达到调平为期的治疗原则。

（二）经血减少类疾病

月经过少、月经后期、闭经存在病变月经的总体血量减少，且易发展变化，相互演变，呈现渐进发展。表现为月经周期或有正常，经量明显少于既往，不足 2d，甚或点滴即净，或周期错后 7d以上，甚至错后 3~5 个月不等，进而中断达 6 个月以上发展至闭经。由于先天禀赋不足，或数伤精血，肝肾互损，精亏血少，冲任血海空虚，不能按时满溢，或溢泻涩少，或妇人情志失调，气机紊乱，影响肝主疏泄，冲任不畅所致。虽可辨证为气滞、血虚、血瘀、寒凝、痰阻等不同证型，但仍以肝肾失调，影响气血为要。《傅青主女科》曰："夫经水出诸肾而肝为肾之子，肝郁肾亦郁矣……治法宜疏肝之郁，即开肾之郁也，肝肾之郁既开，而经水自有一定之期矣。"《类经·藏象类》曰"肝肾为子母，其气相通也。"都说明了肝肾相互协调共司月经规律来潮。根据中医异病同治的理论进行治疗，以增加月经血、调理周期为目的。"二七"至"七七"之年的月经病变要以调补肝肾为重，对经血减少者采用虚者补而通之，实者泻而通之，治以滋补肝肾、疏肝解郁，辅以活血通经。因肾精亏虚，肝血不足，冲任血海亏虚，经血乏源而致者，予以滋补肝肾荣养精血，佐以行气活血，不可妄行攻破，以免重伤精血。拟方调肝补肾汤（菟丝子、女贞子、续断、沙苑子、杜仲、淫羊藿、熟地、白芍、川芎、当归、陈皮、赤芍）。方中菟丝子、续断、熟地，白芍补肾益精、养肝血；沙苑子、女贞子、杜仲滋补肝肾；陈皮行气健脾；淫羊藿补肾助阳，可进一步推动血液运行；川芎、当归、赤芍行气活血散瘀。全方滋补肝肾为主，精血互滋，任通冲盛，血海按时满盈使月经按期而至。肝气郁滞，瘀血内停，阻滞冲任血海，血行不畅而致者，予以疏肝解郁，行气活血以通利冲任，佐以养血和血。拟方开郁汤（柴胡、枳壳、陈皮、香附、当归尾、赤芍、青皮、郁金、瓜蒌、白芍、熟地）。方中柴胡、枳壳、陈皮、香附疏肝解郁；当归尾、赤芍行气活血通经；郁金、瓜蒌行气宽胸；白芍、熟地养血柔肝。随症加减：寒凝加炮姜、小茴香、吴茱萸、乌药；痰湿加半夏、苍术、胆南星；血瘀加桃仁、红花、三棱、莪术、泽兰。在治疗中善用通补兼施，于补益药物中配以行气活血药物，以求补血不滞血，在疏肝理气药物中配以养血和血之剂以求行血不伤血，组方温而不燥，滋而不腻。因势利导，选择服药时机。此类疾病除要疏通冲任，增加月经血量，同时要建立规律的月经周期，治疗时机的选择尤为重要，月经过少患者以最后一次月经来潮日期为准，向后推迟21d开始服药，停经日久患者诊后即可服药，直至月经来潮，经血量多第2日即可停药，并以本次月经来潮之日起向后推延21日后下一疗程服药。周期服药，于经前补益通利，以求按期满溢，适时停药，防止过渡溢泻。

更有月经失调者，血来则不止，血止则轻易不来，流血时间越长，一旦血停则经血长时间不易来潮；停血时间越长，则血来更是轻易不止。辨证流血日久则气随血脱，治疗上必须益气固冲为主，选用党参、黄芪、白术、龙骨、牡蛎、白芍、茜草、棕炭、地榆炭、侧柏炭等，兼顾他症；逾期不行则应以疏肝行气，活血养血为主，予柴胡、当归、川芎、白芍、枳壳、香附、延胡索、川楝子、鸡血藤、牛膝、莪术等药物，于停血半月开始服用，血下后立即停药。血行第3天重复上法，连续治疗4~5个月经周期基本能够治愈。

有月经推迟7d以上，但有期可循且固定者，则不以异常论治。育龄期妇女，月经已过期不潮者，应排除妊娠后服药，并嘱其服药期间严格避孕，以免服药妊娠影响优生优育。

（三）月经前后诸症

月经前后诸症，是指每于行经前后或行经期间，周期性出现明显不适的全身或局部症状者，以经前2~7d和经期多见。临床常见有：痛经、经行头痛、经行乳房胀痛等。经前及经期，冲任、气血、胞宫变化较平时急骤，气充而血流急，气血相对比较壅滞，气血壅滞不通，冲任胞脉受阻所致，往往经血泄下通畅而缓解，以实证居多，故当通经，即疏通冲任经脉，使经血下行通畅无阻，以柴胡、川芎、枳壳、陈皮、香附、赤芍、青皮、郁金、瓜蒌、行气活血化瘀；行经期和经后胞宫由藏而泻，由盈而虚的变化，使全身已经偏虚的阴血更加不足而导致各种症状的发生，属虚，以补肾滋肾、养血柔肝，方药：当归、白芍、熟地、山药、菟丝子、巴戟天等。疼痛者加延胡索、王灵脂；寒凝者加炮姜、肉桂；气滞者加柴胡、香附、郁金、青皮；血瘀者加三棱、刘寄奴、牡丹皮；肥胖、痰湿壅盛者加以化痰利湿之剂，苍术、半夏、茯苓、泽兰等；阴虚手足心热者加青蒿、银柴胡。经前9d服药，月经来潮第2日停药，法于经前调理气血治于本。

　　五脏病变均可影响冲任胞宫气血而导致月经病变，但尤以肝肾与冲任胞宫的联系最为密切，影响最大，故治疗"二七"至"七七"之年月经病以调补肝肾、调理气血为重，疗效显著。对月经病的辨证施治采用异病同治，重视肝肾气血辨证，常用药物不过数十种，选方精简，择其时用药，每每见效，可谓遣方灵活巧妙。

五、预防调摄

（一）调节情志，条达气机

　　女子情志内伤的特点反映在一生各个不同的生理时期。妇人平素多抑郁，随着时代的发展，社会的进步，生活节奏加快，加上患病，身心承受着很大的压力，会产生诸多不良情绪，导致情志内伤，进一步影响疾病。《傅青主女科》曰："郁结血崩""多怒堕胎"。明确指出情志因素可致妇科诸疾。在临床中重视对患者情绪变化的观察，与患者认真地沟通，耐心地讲解，及时予以有针对性的疏导，减少患者身心负担。

（二）平衡膳食，注意饮食

　　合理饮食，饮食要清淡，不宜过食肥甘滋腻、腥辣辛燥的食物，以防伤脾碍胃；不可过贪寒凉之品，以免寒凝胞宫。

（三）劳逸结合，适当劳作

起居有常，平时应加强体育锻炼。《素问·举痛论》曰："劳则气耗"。劳力过度则伤气，气虚血失统摄，则发生月经过多，崩漏等月经类诸疾。如出现腰酸、阴道流血，则要注意勿久站持重涉远，必要时卧床休息。

（四）严格避孕、重视产后

产后调经期间严格避孕，防止意外妊娠。合理避孕，减少避孕药物的摄入；强调小产重于大产，多虚多瘀，应注重人流手术后的恢复调理。

把握胞宫气血变化的时机尤为重要，按期加以调摄，适时用药。经前期血海满盈欲溢，应重视气与血的关系。血赖以气行，气血充沛，互相协调，经脉通畅则月事以时下，宜行气活血，因势利导，使经行通畅。行经期血海由满盈而泻溢，胞宫气血由盈而亏发生急骤变化，故应重视气顺血和，气血流通，宜在经前期治疗的基础上活血和血。经后期血海空虚，是血海由虚至盛之转折期，阴精逐渐充实，应重视气血恢复的情况，古人云"冲为血海"，"任主胞胎"而"冲任之本在肾"。肾气充盛，天癸泌至，冲任通利，月事以时下，故在此期的治疗上以补肾养血为主。经间期肾之阴精重阴转阳，应顺应肾之阴阳转化，故此期宜滋养精血，温肾助阳，加强补益肝肾的作用。治疗中始终贯穿着治病求本、同病异治、异病同治的原则，以调气血为主。经临床实践证明，调气血，重周期治疗月经病行之有效。

不孕症治疗经验

一、对不孕症病因病机的认识

导致不孕的女性因素有很多，除内外生殖器先天畸形外，多因排卵功能障碍、内分泌失调、输卵管梗阻或功能受损、感染等。不孕的中医核心病机是肝肾失调。

肾藏精，主生殖，为冲任之本，元气之根，藏精之处，天癸之源，系胞之藏，施精之所，是人体生长、发育和生殖的根本。肝藏血，主疏泄，为冲任之枢。血海的蓄溢受肝所司，是女性生理调节的枢纽，与气血关系密切。且妇人经、孕、产、乳以血为本。肝主疏泄、肾主封藏，肝肾藏泻互用，肝气疏，肾气盛，开阖有度，得以肾—天癸—冲任—胞宫的生殖轴正常运转，维持正常的孕育过程。肾藏精，肝藏血，肾肝同源，精血互生，为胎孕提供物质基础。《格致余论》云："阳精之施也，阴血能摄之，精成其子，血成其胞，胎孕乃成。今妇人之无子者，率由血少不足以摄精也"。肝血肾精匮乏，冲任失养，或情志不舒，肝郁气滞，疏泄失常，气血不调，冲任不得相资，均难以摄精成孕。在临床中免疫性不孕患者以实证多见，由于经期、产后余血未净，阴阳交合，邪毒内侵，血络受损，邪毒内侵胞宫冲任，进而瘀毒内阻，胞脉胞络失其通畅条达，邪毒或湿热与血相搏结，扰乱冲任气血，而致不孕。此类患者大多有血瘀症状，以行气活血化瘀、配以滋肾养肝之品收效显著。对于多囊卵巢综合征导致的不孕，以肝肾失调、血瘀痰阻为主要病机。《血证论》云："须知痰水之壅，由瘀血使然，但去瘀血则痰水自消。"痰乃津液之变，瘀乃血液凝滞，由于津血同源，所以痰瘀相互渗透，相互转化。予以调理肝肾、化瘀祛痰之法。

二、审经求因

不孕患者常伴有月经病变，经期或前或后，经量或多或少，以及经期伴有腹痛等症状，而通过对月经病及经期伴发症状的辨证治疗，往往能够收到良好的疗效。说明在调理月经病变的过程中，机体的内环境得到了有效调理。《素问·上古天真论》云："月事以时下，故有子"。《女科正宗》云："男精壮而女经调，有子之道也"。"月事以时下""女经调"是"有子"的前提，是妇人生理功能正常的外在表现。调理月经的期、量、色、质及伴发症状可作为治疗不孕症的切入点，故凡治当以调经为先，以求以经血之有形，辨冲任之无形。治疗从调补肝肾、调理气血入手，且遵循月经周期各阶段气血变化规律选择治疗时机，因势利导。

三、辨证施治

（一）肝肾不足

临床表现：婚后多年不孕，月经后期，量少色淡，头晕目眩，面色萎黄，舌质淡苔薄，脉细弱。

治则：调补肝肾。

方药：自拟调肝补肾汤。

菟丝子、女贞子、续断、沙苑子、杜仲、淫羊藿、熟地、白芍、川芎、当归、陈皮、赤芍。

（二）肝气郁滞

临床表现：婚后多年不孕，经期先后不定，色紫黯而稠，经前乳房胀痛，情绪烦躁易怒，舌红苔薄白，脉弦。

治则：疏肝理气。

方药：自拟开郁汤。

柴胡、枳壳、陈皮、香附、当归尾、赤芍、青皮、郁金、瓜蒌、白芍、熟地。

（三）痰湿阻滞

临床表现：婚后多年不孕，形体肥胖，经行后期，量少色淡，质稠，倦怠嗜睡，带下量多，舌质淡苔白而腻，脉沉。

治则：补肾健脾，行气祛痰通络。

方药：淫羊藿、巴戟天、半夏、茯苓、甘草、枳壳、砂仁、党参、白术、陈皮。

（四）免疫性不孕

临床表现：婚后多年不孕，月经错后，经量涩少，暗红有块，伴腹痛腰酸，经前乳胀触痛，情绪烦躁，经行好转。舌淡边有瘀点，脉弦。

辅助检查：不孕不育抗体系列至少有一项是阳性。

治则：行气活血、祛除邪毒。

方药：血府逐瘀汤加减。

桃仁、红花、当归、川芎、赤芍、牛膝、桔梗、柴胡、枳壳、元胡、益母草、丹参、鸡血藤、莪术、泽兰、蜂房。

对于不孕的患者分调经、助孕和养胎 3 个阶段进行论治。调经。以补养肝肾、疏肝解郁、活血消瘀之法进行调养，待肾气足、肝血充、肝气疏、气血条达，经血规律，肾—天癸—冲任—胞宫生殖功能协调，为胎孕创造良好的物质基础和功能保障。助孕。经调理后，患者体质得到增强，月经期、量、色、质得到明显改善，则予以助孕，于经净开始服用助孕汤剂共 5 剂，择期同房受孕，顺水推舟，促进阴阳转化，有助于卵泡的正常发育、成熟、排出，在补足阴精物质的同时，促进子宫内膜的增生和分泌，为受孕着床做好准备，适时合阴阳受孕，使胎元强健。养胎。受孕后即行养护胎元，使冲任气血充盛，则孕而能养，载系牢固，孕至足月分娩，以防不测。

多囊卵巢综合征治疗经验

一、对多囊卵巢综合征病因病机的认识

多囊卵巢综合征（polycystic ovary sylldrome，PCOS）是妇科内分泌临床常见的疾病。在中医体系中虽然对本病的认识缺乏系统而规范的记载，但是诸多文献资料表明古人对本病证的临床表现以及对生育的危害还是有所了解的。《医心方·相女了形色吉凶法第二十七》云："女子不可娶者……口际有寒毛似鬓……臂胫多毛，槌项结喉，皆恶相也，慎勿娶"。《备急千金要方·房中补益第八》云："妇人不必有颜色妍丽……其阴及腋有毛当软细，不可极于相者……口颔有毛，隐毛多而且强，又生逆毛皆恶相也"。这两段原文是对 PCOS 雄激素水平升高临床表现多毛（上唇、下颌、下腹正中线出现粗强毛发）的描述。《傅青主女科歌括·肥胖不孕》云："妇人有身体肥胖，痰涎甚多，不能受孕者……肥胖之湿，实非外邪，乃脾土之内病也"。古人在临床实践中也注意到了过多的脂肪与患者的生殖和代谢异常有着密切关系。1935 年 Stein-Leventhal 首报 7 例多囊患者，至今近 100 年的历史，医学界对 PCOS 的认

识也得到逐步完善。2003 年至今，国际上针对 PCOS 共达成并发表了 3 个共识。鹿特丹诊断标准共识、2007 年不育处理共识以及 2012 年欧洲胚胎生殖协会 / 美国生殖协会关于 PCOS 妇女 14 个相关问题的概述，列出了目前知识差距和推荐研究的课题。在青春期确定风险人群，又要避免过度诊断；月经失调的自然进程、月经紊乱的严重程度与 PCOS 表型严重性相关的程度；提高患者的妊娠率及活产率；关注肥胖、胰岛素抵抗（IR）、代谢综合征（MetS）、2 型糖尿病（T2DM）、心血管病（CVD）以及癌症风险。关注 PCOS 患者心理障碍（抑郁、焦虑）和行为障碍（体重、性功能、进食异常）与疾病本身的相关性。PCOS 是一种病因不明确、临床表现高度异质性、病程长、涉及病变范围广泛的临床综合征群。中医的记载散在于月经后期、闭经、崩漏、不孕不育等相关文献中。

二、辨证论治

（一）肝肾失调

在 PCOS 患者中以"生殖表型"为特征的大多辨证为"肝肾失调"型。这是 PCOS 诊断的主要依据，也是最重要的病理生理改变。主要包括排卵障碍（稀发排卵或无排卵），临床表现为月经失调及不孕。高雄激素血症和临床高雄激素表现（多毛、痤疮）。超声下可见 PCO。

1. 理论基础

肝肾的生理功能与月经的形成及生殖活动密切相关。冲为血海，任主胞胎，二者又隶属于肝肾。肝与肾的关系十分密切，除在经脉循行上二者有多处交会联系外，二者在生理与病理上亦互相滋生、制约、互为影响。临证施治上亦常采用肝肾同治的方法。

（1）《素问·上古天真论》云："二七而天癸至，任脉通，太冲脉盛，月事以时下，故有子……太冲脉衰少，天癸竭，地道不通，故形坏而无子"。肝藏血，肾藏精，精血为月经生成之本，精血充盈，汇于冲任，满而后溢，经以时下，可见肝肾的生理功能与月经的形成及生殖活动密切相关。

（2）冲为血海，任主胞胎，二者又隶属于肝肾。任脉对阴经气血有调节作用称为"阴脉之海"。《血证论》云："冲为血海属肝"；"冲为气街，气根于肾，血海即丹田，肾气之藏也"。任通冲盛是产生月经的主要条件，调理冲任是治疗月经病的重要方法之一。

（3）"肝肾同源、精血同源、乙癸同源"，肝木有赖于肾水的资生，肾藏精，肝藏血。肾精滋养于肝，使肝之阴血充足；肾精又赖肝血的不断补充而化生，肝肾均需精血的濡养而维持生理功能。肝肾同具相火，相火又同源于命门。五行相生、精血互滋、同源命门相火，所以称肝肾同源。

（4）《格致余论·阳有余阴不足论》云："主闭藏者肾也，主疏泄者肝也。二脏皆有相火，而其系上属于心"。肝的疏泄与肾的闭藏之间有着互相调节的关系，二者互根互用，在女性生殖活动中主要体现在月经的停闭与来潮之间的协调。

2. 临证辨析

（1）肝气郁结。因情志因素所致，患者多在高中学业压力大、初入职场工作压力大或生活遭受重大打击的前提下发病。另外一些确诊为 PCOS 的患者久治不愈，急切要求生育的患者也会出现情志方面的改变，二者互相影响，形成恶性循环，提高了治愈的难度。肝喜条达恶抑郁，没有得到条达、舒畅，所以出现了气机郁滞，气滞、郁结的证候。临床表现主要是精神情志和气机失调两个方面。

精神情志：精神抑郁或性情急躁，老是不高兴，唉声叹气，情绪低落，产生判断及认识上的误差，怀疑一切，对外界刺激反应敏感，较轻的刺激即能引起较强的情绪反应。

气机失调：肝经循行部位出现胀闷不舒，流窜作痛的特点。以少腹、胁肋、乳房在经前、经期的胀痛为主要症状。

（2）肝阴虚。肝体阴用阳，女子以肝为先天，以血为用，经带胎产，伤及阴血；肾阴不足，水不涵木或肝郁日久，郁久伤阴均可导致肝阴虚之证。临床表现：眼睛干涩、头晕眼花，视力减退，胁痛，隐隐的灼热疼痛，悠悠不休。咽干口渴，五心烦热，盗汗，经前加重。舌红少苔脉细数。

（3）肾阴虚。先天禀赋不足，素体阴虚或后天失养，房事不节、虚劳、久病及肾，五志化火或过食辛辣温热之品，耗伤真阴均可导致肾阴虚证。临床表现主要是肾之阴精不足和阴虚生热两个方面。

阴精亏损：头晕目眩、失眠多梦、健忘、记忆力及智力减退，腰膝酸软、发脱齿摇、耳鸣。

阴虚内热：五心烦热、低热颧红，甚至骨蒸发热，便秘尿赤，舌红少苔脉细数。

（4）冲任失调。冲为血海，任主胞胎，两者隶属于肝肾。任通冲盛是产生月经的主要条件。临床上经络辨证体系中常将有关带下、月经、受孕、妊娠等问题归为冲任的问题。除了具备肝肾相关病理表现外主要见于月经先、后期，闭经、崩漏、不孕不育等病症。

（5）夹痰、夹火、夹瘀。肾阴亏虚、肝气郁结所致的肝肾失调是 PCOS 生殖表型的基本病机。病久失治亦可出现夹痰、夹火、夹瘀的病理转变。肝郁气滞、导致气血的运行失常，气行则血行，气滞则血瘀；气郁则蕴热化火，即所谓"气有余便是火"；肝郁克脾、脾失健运导致水湿内停，聚湿生痰，如此"因郁致病"。痰、火、瘀等病理产物进一步影响肝肾的生理功能导致"因病致郁"，形成恶性循环。

夹痰湿：恶心、纳呆、胸脘痞闷、肥胖、带下量多、口腻、舌苔腻、脉滑。

夹火：急躁易怒、面红目赤、口干口苦、消谷善饥、头痛眩晕、耳鸣、月经过多，甚则崩漏、尿黄便干、舌红苔黄脉弦数。

夹瘀：疼痛（痛经、经前乳房胀痛、经前头痛、虽然闭经但出现周期性下腹疼痛等）；瘀块（乳房及子宫的实质性肿块）；出血（经期延长，崩漏）；舌质暗有瘀点、瘀斑，脉涩。

3.遣方用药

自拟调经汤加减：柴胡、川芎、枳壳、陈皮、赤芍、牛膝、熟地、仙茅、香附、甘草、淫羊藿、女贞子。

方解：本方以柴胡疏肝散为基础方加上补肾阴的熟地、女贞子，壮肾阳的仙茅、淫羊藿以及补肝肾、引血下行的牛膝而成。柴胡疏肝散证是肝气郁结，不得疏泄，气郁导致血滞而致的临床诸症。方中的陈皮、枳壳、川芎、香附增强了行气疏肝、和血止痛之效，服药后可使肝气条达，血脉通畅。本方中之二仙乃取"阳中求阴"之意，即"善补阴者必阳中求阴"。

临证加减：

桃仁、红花：适用于血滞经闭、痛经诸症。桃仁破瘀力强，红花行血力强，二药配伍，互相促进，活血通经、祛瘀生新。

三棱、莪术：《医学忠中参西录》云："三棱气味俱淡，微有辛意；莪术味微苦，气微香，亦微有辛意，性皆微温，为化瘀血之要药"。三棱入肝脾血分，为血中气药，莪术入肝脾气分，为气中血药，二者配伍气血双用，活血化瘀，行气止痛，化积消块力量较强。

路通、王不留行：二者均有通经下乳的功用，王不留行兼备活血通经之效。凡妇女经、带、胎、产中经络不通，气血郁滞之证配伍二者均有效。

半夏、茯苓：此二者与主方中陈皮、甘草共同构成健脾燥湿之二陈汤。适用于肝郁脾虚，痰湿阻滞临床诸症。

青皮、郁金：青皮苦辛酸烈，沉降下行，偏于疏肝胆气分，兼能消积化滞。郁金苦辛微寒，入肝经血分凉血破瘀，二药配伍使用，疏肝解郁，行气消胀，祛瘀止痛。适用于肝郁血滞经前乳胀及痛经等证。

元胡、川楝子：二者配伍使用即金铃子散，具有行气活血、清热除湿、止痛的功效。川楝子苦寒降泻，清肝火，祛湿热，止疼痛；元胡辛散温通，活血祛瘀，行气止痛。适用于肝郁有热诸症。

菖蒲、远志：菖蒲辛散温通，辟浊化湿，理气化痰，远志交通心肾。二者配伍使用，益肾健脑，开窍启闭宁神。适用于PCOS中失眠、记忆力减退、心神不稳情绪烦乱的患者。

枸杞子、菊花：枸杞子补肾益精，菊花祛风清热。二者配伍使用共奏滋肾养肝、肝肾同治、兼清热之功。适用于肝肾阴虚，虚热上扰清窍之证。

（二）脾虚湿困

在PCOS患者中以"代谢表型"为特征的大多辨证为"脾虚湿困"型。主要包括：肥胖、雄性脂肪分布、高胰岛素血症、胰岛素抵抗，以及2型糖尿病和心血管疾病的相关危险因素。

1.理论基础

（1）《丹溪心法·子嗣》云："若是肥盛妇人，禀受甚厚。恣于酒食之人，经水不调，不能成孕，谓之躯脂满溢，闭塞子宫。宜行湿燥痰"。《杂病源流犀烛》云："谷气胜元气，其人肥而不寿"。与肥胖相关的代谢异常型疾病与不孕关系密切，且影响生命质量及生命长度。

（2）《傅青主女科歌括》云："妇人有身体肥胖，痰涎甚多，不能受孕者，人以为气虚之故，谁知是湿盛之故乎！……而肥胖之湿，实非外邪，乃脾土之内病也"。脾为后天之本，主运化水湿。由于先天或后天因素，饮食失调，长期食欲亢盛，或偏食膏粱厚味，甘美甜腻食品，以致脾失健运，助湿成痰；或因劳倦伤气，脾气受损，外似健壮而内实虚损也，内虚则气必衰，气衰则不能行水，脾本湿土，又因痰多愈加其湿。

2. 临证辨析

（1）气虚：体形胖大，少气懒言，动则自汗，手心易出汗，怕冷，面浮虚肿，食纳稍差，食后腹胀，口渴、经前加重，神疲嗜卧，舌淡苔白，脉细弱。

（2）痰湿：体形胖大，食纳较多，喜食甘美肥腻之品，胸痞脘闷，平素痰多，肢体沉重倦怠，恶热，面如油脂，痤疮、多毛，带下量多，舌体胖大，苔厚腻，脉弦滑有力。

3. 遣方用药

在 PCOS 代谢表型的患者中，评估心理社会应激、改善不良饮食生活习惯、加强运动以期达到控制体重、改善腰臀比意义重大。体重减少 5% ~ 10% 后，患者可能恢复自发排卵，对减少远期并发症也大有帮助。

（1）控制饮食。短期内严格控制饮食虽然是减肥的最直接最有效的方法，但其缺点是不容易坚持，会带来恶性反弹。目前主张每日摄入的能量梯度递减。每日膳食能量缺乏 2092kJ（500kcal），坚持 6 ~ 12 个月体重可以下降 5 ~ 10kg。每日膳食缺乏 418kJ（100kcal）时，可以保持体重不增加。食物的结构也应该调整。患者每日摄入总能量不低于 5021kJ/d，其中脂肪占 15% ~ 30%，蛋白质占 15%，糖类占 55% ~ 60%。控制油脂的摄入，增加蔬菜和水果。

（2）增加运动。虽然运动可以消耗能量，降低体重，但对于PCOS患者来讲每天坚持强体力的运动并不现实。每天快步行走60分钟是一种很实用并易于坚持的方法。

（3）中药方剂以二陈汤和香砂六君子汤加减：

橘红 15g、半夏 15g、茯苓 20g、甘草 15g、木香 15g、砂仁10g、党参 15g、白术 15g、陈皮 15g。

方解：二陈汤为治痰湿的主方。半夏为君，辛温性燥，善能燥湿化痰，橘红为臣，理气燥湿，使气顺而痰消。佐以茯苓健脾渗湿，湿去则脾旺，痰无以生，甘草调和诸药。四君子汤为益气健脾基本方，党参补气健脾，代人参为君药，白术苦温健脾燥湿。木香、砂仁走而不守，行气燥湿增加了止痛之效。两方合用，标本兼顾，既补脾固本亦针对病理产物痰湿治疗，本证治疗时间较长，临床用药采用功效相近、价格适中的党参代替人参，服药采取服 4d 停药 1d 的方法，以便患者能够坚持用药。

临证加减：

苍术、玄参：现代药理研究表明二者配伍可以降低血糖、血脂。已故老中医施今墨先生用苍术配玄参治疗糖尿病，认为苍术有"敛脾精"的作用，玄参之润可以制其短而展其长。在 PCOS 代谢表型的患者中，胰岛素抵抗、糖类、脂类代谢异常是主要临床表现。

仙茅、淫羊藿：仙茅辛热，温肾壮阳，祛寒湿，淫羊藿甘温，补肾助阳，祛风除湿，降血压。临床见肾阳不足，手足凉，怕冷喜暖，便秘，腰凉诸症时加用。

黄精、玉竹：现代药理提示黄精、玉竹配伍使用可以有效降低雄性激素及改善雄激素高导致的多毛、痤疮。黄精平补肺、脾、肾气阴，玉竹甘平，养肺胃之阴而除燥热。二者配伍使用适用于阴虚内热、经前口渴及消渴诸症。

三、治疗中的相关问题

在某种角度上来讲 PCOS 是一种病程长，具有高度异质性的、难以彻底治愈的伴随终生的内分泌代谢性疾病。不同的患者，以及所处年龄阶段的不同，治疗的目的和要求也不同。月经初潮后两年仍未建立规律的月经周期，即应引起足够的重视。青春期月经不调的必要干预是否会改善成年后月经失调的自然进程以及月经紊乱的严重程度是值得研讨的课题。促排卵治疗在没有生育要求前提下不作为常规治疗手段。停经时间超过 6 个月，中药调经效果不明显的患者应该采用中西医结合的方法应用孕激素撤退出血，这样可以有效保护子宫内膜，防止癌症的发生。生育要求急切的患者不把调理月经周期作为首要任务，规范的促排方案可以大大提高 PCOS 患者的排卵率，一旦受孕成功，中药保胎治疗是有效而积极的治疗方法。

在应用中药治疗时应该顺应月经周期中不同时期气血阴阳的变化，周期性用药。以经期、排卵期为阴阳转化的交界，阴长阳消、阴消阳长佐以滋阴助阳，调理阴阳。以期建立稳固的月经周期。周期性用药可以因势利导、事半功倍。

滑胎治疗经验

一、对滑胎病因病机的认识

滑胎的核心病机是肝肾失调，冲任气血亏虚，胎元不健、胎失所养、胎失所系，故屡孕屡堕。肾藏精、肝藏血，精血同源，共同为胚胎发育提供物质基础。肝主疏泄、肾主封藏，肝肾藏泻互用，肝气疏，肾气盛，开阖有度，得以肾—天癸—冲任—胞宫的生殖轴正常运转，维持正常的孕育过程。肾藏精，主生殖，胞络系于肾。"两神相搏，合而成形"，男女两精相合构成胎孕。肾精亏虚，则胎元不健、胎失所养；肾气不足，冲任不固，则系胎无力。肝藏血，肝血不足，多次堕胎，气血愈虚，肝血肾精一荣俱荣，一损俱损，休戚相关，肝肾不足相互影响，导致冲任亏虚，胎失所养；肝肾阴虚，阴虚内热，热扰冲任，损伤胎气。肝主疏泄，性喜条达，妇人素性抑郁，多次堕胎，更伤情志，难于调节，肝失疏泄，致使气机更加紊乱，冲任失畅更易导致滑胎。滑胎患者多有腰膝酸软，头晕耳鸣，夜尿频多，面色晦暗，情绪烦躁或抑郁、胸胁乳房胀痛、胸闷不舒，食欲不振，舌质淡，苔薄白，或舌淡嫩苔白，脉沉滑尺弱或脉弦滑等症状，也应肝肾亏虚、肝气郁滞是滑胎的病机，故在治疗过程中从肝肾进行论治。

二、分期治疗

在滑胎的临床治疗中应用"治未病"的理念，强调"预防为主，防治结合"。分调经、助孕和养胎 3 个阶段从肝肾进行论治。凡是有多次堕胎史者，在下次怀孕之前，应先用调补肝肾、疏肝解郁之法进行调养 3~6 个月，待肾气足、肝血充、肝气疏、气血条达，再行助孕。受孕后即行补肾养肝，使冲任气血充盛，则孕而能养，载系牢固，才能孕至足月分娩。将调补肝肾贯穿于整个治疗过程中，调经以补养与疏泄相结合，助孕以调补通利为重，孕后养胎注重补养清热。未孕先防、适时助孕、既孕防变，将怀孕前调理阶段作为预防证治的根本，助孕以借势利导，顺水推舟，强健胎元，而孕后立即养胎，不应等到腰酸、腹痛、阴道少量流血，有堕胎之兆再用药，以防不及。

（一）调经，未孕先防

防治滑胎，孕前调理十分重要，以调经入手。月经病变作为表象，反映了"肾—天癸—冲任—胞宫"的功能异常所在，即胎孕异常的根本原因。《素问·上古天真论》云："月事以时下，故有子"。《女科正宗》云："男精壮而女经调，有子之道也"。"月事以时下""女经调"是"有子"的前提。在临床中滑胎患者大都有月经不调，可作为孕前调理的切入点，为临床辨证提供依据。结合全身症状对滑胎患者进行孕前调理，使"培本"更加有的放矢，使肾—天癸—冲任—胞宫生殖功能协调，为胎孕创造良好的物质基础和功能保障。

孕前调经重在使冲任气血充盛条达。"经血出诸肾"。肾主生殖，肾气充盛月经才能如期而至；肝主疏泄，肾主封藏，肝肾藏泻协调互用才能使月经正常来潮。经者血也，调经、治血、顺气、疏肝相辅相成。滑胎的患者求子心切，反复流产后精神压力过大，更易导致肝气不疏；且多次的堕胎史进一步加剧了气血冲任损伤。故孕前调理以调补肝肾，疏肝解郁为主。

拟方药调经汤（菟丝子 15g、沙苑子 15g、柴胡 10g、香附 15g、熟地 15g、女贞子 15g、续断 15g、杜仲 15g、巴戟天 10g、淫羊藿 15g、川芎 15g、郁金 15g、白芍 25g）为基础方，进一步辨证加减。

多次堕胎且瘀象明显者，或有清宫术史的患者，或抗心磷脂抗体阳性者，酌加川芎、益母草、当归祛除瘀血、邪毒，复原胞宫。王清任《医林改错》云："孕妇……常有连伤数胎者……不知子宫内，先有瘀血占地……血既不入胞胎，胎无血养，故小产"。论述了瘀血导致堕胎的病机。

经色淡，经期小腹冷痛，平素腰酸明显、手足冷、大便溏薄者，加杜仲、狗脊、鹿角胶、白术温阳健脾。

经前乳胀触痛者，加青皮、荔枝核、瓜蒌，疏肝通络止痛。

月经量少伴有头晕乏力、面色苍白、脉沉弱者，加人参、黄芪、当归补益气血。

月经量少，五心烦热，腰膝酸软，形体消瘦，肾阴耗损者，加枸杞子、北沙参滋肾填精，加青蒿、银柴胡、鳖甲、龟板清虚热。

嘱患者调经期间严格用工具避孕，以免服药期间妊娠，影响优生优育。

（二）助孕，健固胎元

经孕前调理后，患者体质得到增强，月经期、量、色、质得到明显改善，则可以指导择期受孕。

拟助孕汤（菟丝子15g、熟地15g、柴胡10g、香附15g、仙茅10g、淫羊藿15g、路路通15g、通草15g、砂仁10g、王不留行15g、穿山甲10g、皂刺15g、白芍25g、巴戟天10g、蛇床子15g、黄精10g、红花15g），滋补肝肾，行气活血通经以促进卵泡生长、发育、排出，提高卵泡质量，为受孕做好准备。

嘱患者在月经的第5d开始服用，连用3剂。在经后期（经净至排卵前），处于血海空虚，冲任气血不足之际，应予以滋养精血为主，在补肝益肾的前提下，辅以疏肝活血之品，顺水推舟，以助卵泡发育和排卵，在补足阴精物质的同时，促进子宫内膜的增生和分泌，为受孕着床做好准备，适时合阴阳受孕，使胎元强健。经后用药助孕主要是顺应经后血海空虚，阴血恢复、血海增盈的趋势。补肾理气活血药物可以促进卵巢血运，阴得阳助，促进阴阳转化，有助于卵泡的正常发育、成熟、排出。

《政治准绳》曰："凡妇人一月经行一度，必有一日，氤氲之候……"指导患者观察白带的变化情况，在出现蛋清拉丝样白带时，适时同房受孕。观察白带的变化识别排卵是简单易行的方式，且指标比较客观，优于通过基础体温的测定和超声对排卵的监测，便于指导受孕。

（三）养胎，既孕防变

孕后养胎作为滑胎的常规治疗是治疗成功与否至关重要的一步。怀孕后立即养胎，不应等到出现腰酸腹痛、阴道流血后再进行治疗，以防不及。孕后养胎仍以调理肝肾为主，治以补肾固冲，养血调肝，使肝血充，肾气固，得以继续妊娠至分娩。《妇人大全良方·产门难》云："肝之血必旺。自然灌溉胞胎，合肾水而并协养胎力"。肾系胞胎，任主胞胎，且胞胎得气血之荫养，肾气之固摄。

拟方安胎汤（菟丝子 15g、续断 15g、桑寄生 15g、阿胶 15g、杜仲 15g、狗脊 15g、鹿角胶 15g、山药 15g、苏梗 15g、砂仁 10g、麦冬 15g、黄芩 15g、生地 15g、白术 15g、白芍 25g）。

根据临床症状进行加减：阴道流血加艾炭、血余炭，小腹下坠加党参，恶心呕吐加竹茹、姜半夏，手足心热、口燥咽干加玄参、北沙参，大便秘结加玄参、胡麻仁，夜尿频多加覆盆子、益智仁。

孕后无论有无胎漏、胎动不安症状即应积极进行养胎治疗，并应用药超过既往堕胎、小产的时间至少 2 周以上，使胎有所养、胎有所系、胎元健固，防止再次堕落。养胎阶段，注重客观指标的监测，观察黄体酮、β-HCG 的变化是否在正常范围，通过超声检测胎儿的发育情况，及时排除不良妊娠，结合临床症状，调整治疗方案。

三、优生优育及调养

随着经济实力的提升，社会对妇女和儿童健康的关注越来越高，优生优育被给予了高度重视，指导健康受孕是妇产科医生不能忽视的责任。在对滑胎患者调理过程中应重视对患者和家属的宣传教育。

（一）心理疏导，增强信心

妇人素性抑郁，滑胎患者在经历了数次堕胎之后，除机体功能受损外，心理承受着巨大压力，加上工作和外环境的影响，会产生不良情绪，情志易于波动，导致体内气机紊乱，进一步影响胎孕。《景岳全书·妇人规》云："产育由于血气，血气由于情怀，情怀不畅则冲任不充，冲任不充则胎孕不受"。故在临床中应十分重视对患者情绪的疏导，要与患者及家属进行充分的沟通，耐心讲解，树立正确的胎孕理念，用成功案例给予鼓励，减轻患者心理负担，增强信心。

（二）合理营养，慎重用药

嘱患者饮食要清淡，忌食辛辣腥燥的食物，以防生热伤胎。忌食生冷，以防损伤阳气。指导患者在孕前3个月到孕后3个月服用小剂量叶酸，以预防神经管畸形等出生缺陷。在服药助孕后，月经未按时来潮，要首先考虑妊娠，出现不适症状，要在医生指导下用药，以免伤及胎元。

（三）清心寡欲，分房静养

保胎要以绝欲为第一要素。《景岳全书》曰："凡受胎之后，极宜节欲以防泛溢，如受胎三月、五月而每堕者，虽薄弱之妇常有之，然必由纵欲不节，致伤母气而堕者为尤多也"。故嘱滑胎患者孕期尤其是前三个月严格做到分房静养，甚至不能有亲昵动作，以防子宫收缩，增加胎堕风险。

（四）劳逸结合，适当劳作

妊娠期仍应适当劳作，平时应注重锻炼强健机体，劳逸有度，注意身心静养。如出现腰酸、阴道流血，则要注意勿持重劳累，勿长时间站立，甚则卧床休息。

经断前后诸症治疗经验

一、对经断前后诸症病因病机的认识

经断前后诸症辨证以肾阴阳之虚为主，治疗以调治肾之阴阳为大法。《素问·上古天真论》曰："七七任脉虚，太冲脉衰少，天癸竭，地道不通，故形坏而无子也"。《灵枢·天年》曰："人生十岁，五脏始定，血气已通，其气在下，故好走……五十岁，肝气始衰，肝叶始薄胆汁始减，目始不明"。处于生命转折期的更年期正处于"肝气始衰"和"天癸竭，地道不通"的阶段，经断前后诸症除因于肾阴阳失调外，还责之于肝气衰。肝是人体生命活动的重要调节枢纽，肝主疏泄功能正常，才能维持和调节人体的生、长、壮、老，生命各阶段转化过程中才能气血调和，阴阳平衡。且经断前后诸症的症状与肝经循行和肝的生理特性密切相关：肝经绕阴器、过少腹……循乳头、上夹喉咙、连目系、上额交巅；肝藏血，肝主疏泄调畅情志，条达气机，冲任气血通利；肝体阴用阳，肝气有余，化火生风，出现肝阳上亢、肝风内动。女子七七之年，肝气始衰，天癸由少渐至衰竭，冲任二脉随之衰少，在此生理转折期，受内外环境的影响，导致机体阴阳气血失调而出现烘热汗出，潮热面赤，精神倦怠，烦躁易怒，头晕目眩，耳鸣心悸，失眠健忘，腰背酸痛，手足心热，或伴有月经紊乱等与绝经有关的一系列症状。

二、辨证施治

妇人从更年期开始全面走向衰老比绝经本身更重要，在临床中将治疗的重点放在患者因工作和生活的影响而出现的潮热、自汗、心烦易怒等症状的改善上。根据"肾为先天之本"及"女子以肝为先天"的理论，对经断前后诸症从调理肝肾入手，收效显著。

（一）补肾助阳

用于肾阳虚衰，命门火衰，脏腑失于温煦。表现为：头晕耳鸣，腰痛如折，小腹冷坠，形寒肢冷，小便频数，带下量多。常用方药：右归丸加减，温肾壮阳，填精养血。阴阳俱虚者以二仙汤加减，补肾扶阳，滋肾养血。

（二）滋补肝肾

用于因气郁化火，郁久伤阴；肾阴不足，水不涵木或热病后期损失津液所致的阴不制阳、阴虚阳亢、虚热内生。临床表现：两目昏花，眩晕头痛；面部烘烘发热，口燥咽干，五心烦热，潮热盗汗，失眠多梦。常用方药：一贯煎加减滋阴疏肝、理气行滞，杞菊地黄丸加减滋肾养肝，当归六黄汤加减滋阴清热、固表止汗，两地汤加减滋阴清热以救肾之火旺水亏。

（三）疏肝理气

用于因情志因素导致的肝失疏泄，肝气郁滞，或肝郁日久化火及肝郁血瘀之证。常用逍遥散加减疏肝解郁，健脾养血，治疗肝郁血虚而致的两胁作痛，头痛目眩，口燥咽干，神疲食少，使肝郁得解，血虚得养，脾虚得补；柴胡疏肝散加减疏肝行气，活血止痛，治疗肝气郁结，胁肋疼痛，寒热往来，使肝气条达，血脉通畅，营卫自合，痛止而寒热自除；丹栀逍遥散加减治疗肝郁血虚，化火生热之烦躁易怒，自汗或盗汗，头痛目涩；金铃子散加减疏肝泄热，理气止痛，治肝郁化火，气滞血瘀而致的疼痛诸症。

（四）养血柔肝

用于因化源不足，或数伤于血，肝血不足之证。临床表现：月经量少，色淡，头晕眼花，四肢麻木，瘙痒，手足心热。常用方药：四物汤加减补血调经，调肝汤加减养血和血，小营煎养血滋阴，酸枣仁汤加减养血安神、清热除烦。

（五）抑肝潜阳

用于肝疏泄太过，上实下虚，肝阳上亢之证。临床表现：眩晕耳鸣、头目胀痛、急躁易怒、失眠多梦、面红目赤、头重脚轻、腰膝酸软、舌红少津。常用方药：天麻钩藤饮加减，平肝熄风，清热安神，治肝阳上亢，肝风内动之证；镇肝熄风汤加减镇肝熄风，滋阴潜阳，主治肝肾阴亏，肝阳上亢，气血逆乱之证。

（六）补肾疏肝

临床上经断前后诸症患者的症状以情志病变和潮热汗出最为典型，根据肝肾与经断前后诸症的发病的关系，突出肝郁与肝肾不足，拟调更汤：柴胡、沙苑子、刺蒺藜、女贞子、香附、砂仁、黄芪、白术、防风、熟地、当归、川芎、白芍、浮小麦。柴胡、沙苑子、刺蒺藜补肾疏肝为君；女贞子滋养肝肾，香附、砂仁理气共为臣药；芪术、防风、浮小麦益气固表止汗，熟地、当归、川芎补血和血共为佐；白芍养血柔肝调和药性为使。诸药合用疏肝滋肾、益气养血、固表止汗。临证加减，两胁乳房胀痛加郁金、青皮。

三、调护方案

妇女在年近"七七之年"要做好预防调护。此期体内阴阳变化急骤，由于家庭负担沉重，易受外界环境的影响引起情志病变，不但易引起家庭矛盾，且易引发各种病症。一是要认识到绝经是人生必经阶段，要正确对待，减少不必要的外源性激素的摄入来推迟绝经，以免变生他病；二是要调节好情志，多培养兴趣爱好，多参加社会活动，转移注意力，实现自我价值，充实自我；三是要积极参加体育锻炼，合理饮食，有效缓解精神压力，增强体质；四是要定期检查身体，做到疾病早发现早治疗，适当补充钙剂预防骨质疏松。

外阴白色病变治疗经验

一、对外阴白色病变病因病机的认识

外阴白色病变是指女性外阴皮肤和黏膜组织发生变性及色素改变的一组慢性疾病，又被称为外阴白斑、慢性外阴营养不良。临床表现：外阴奇痒，皮肤黏膜色素减退，表皮粗糙、增厚或变薄、干燥易皲裂、失去弹性，晚期常伴有外阴萎缩、阴道口狭窄和性交痛等。其发病率呈逐年上升趋势，各个年龄段女性均可发生，严重危害女性健康，影响生活质量，且有 1% ~ 5% 的恶变率。西医学认为，外阴白色病变的发病可能与局部不良刺激、局部神经血管营养失调、局部代谢、感染、性激素、免疫、遗传等因素有关。本病属于中医"阴痒""带下病"范畴，多责之于肾精不足、肝经血虚不能荣养阴部；肝经湿热下注，热蕴阴部；或感受湿热之邪，湿虫滋生，导致外阴局部经络受阻、气血不畅，肌肤失养，血虚而生风化燥，故出现外阴瘙痒、皲裂、萎缩、变白。肝肾阴虚，血虚不荣阴器为本，湿毒内袭，或肝经湿热下注为标，且虚实夹杂。肾开窍于二阴，前阴是女性生殖系统的一部分，通过经络与脏腑相联系。《诸病源候论》谓："肾荣于阴器"。《素问·厥论》说："前阴者，宗筋之所聚"。足厥阴、足少阴之筋，皆"结于阴器"。《医宗金鉴·妇科心法要诀》谓："妇人阴痒，多因湿热生虫……"《景岳全书·妇人规》言："妇人阴痒，必有阴虫，微则痒，甚则痛，或为脓水淋沥，多由湿热所化"。而《诸病源候论》中谓："白癣之状，白色硅硅然而痒。此亦是腠理虚而受风，风与气并，血涩而不能荣肌肉故也"。故外阴白色病变多责之于肝、肾，肝肾精血不足，直接影响外阴营养和发育，抵抗力减弱，易致毒邪侵入而发病。

二、治疗方法

外阴白色病变以湿热为标，以肝肾不足为本，病变在外阴局部，而全身症状不明显，故采用中药熏洗和热敷的外治法进行外阴局部治疗，治以滋养肝肾、清热燥湿。

（一）外治法治疗外阴白色病变原理

中医外治法在妇科临床上应用历史悠久，内容丰富，根据病情设方取法，使药物直达病所，以取得杀虫、清热、解毒、止痒、止带、消肿、排脓、生肌等疗效。《理瀹骈文》书中强调："外治之理，即内治之理，外治之药，亦即内治之药。所异者，法耳"。又："外治必如内治者，先求其本。本者何？明阴阳，识脏腑也"。外治与内服只是给药途径不同，药物通过表皮扩散至真皮层，最终被毛细血管吸收入组织和体液循环发挥疗效。本病外治法优于内治法，能使药物被皮肤和黏膜迅速吸收，直达病所，借助药物的热力使局部血管扩张，血循环加快，增加营养供应，进一步有利于病变组织的修复。外治法具有作用迅速、疗效显著、副作用少、运用方便、操作简单、能够直接观察、随时掌握、依从性强等多种优点。

（二）方药及用法

根据外阴白色病变的发病机制，急则治其标，缓则治其本。先以清热燥湿、解毒止痒为主，佐用补肝肾、活血之剂，缓解奇痒难耐、破溃以治标，待症状改善后，重用补肝肾活血之品，调理善后，治其本。拟外阴白斑外洗方为主方，方药以蛇床子、苦参、土槿皮、白鲜皮、秦皮、地肤子、白芍、巴戟天、红花等药物组成。并根据临床症状分为破溃型、增生型和萎缩型进行加减用药治疗。

用法：用纱布口袋将药物包裹加水浸泡 2 小时，文火煎煮 30 分钟。用清水将外阴清洗干净后，取出中药包，取舒适体位用药汤热熏外阴，待药汤适温时清洗外阴后，将中药包放置到外阴处热敷 10 分钟。用后将药包与药汁煮沸，以备下次使用。每剂中药反复使用 2 次，每日 1 次。

（三）辨证分型施治

1. 破溃型

表现为：外阴皮肤黏膜变白，瘙痒，灼热疼痛，有抓痕破溃。白带量多色黄有异味。证多属肝经湿热下注，治以清热燥湿，解毒，杀虫止痒，药用外阴白斑外洗方加石膏、黄檗、龙胆草清泄湿热，加蒲公英、败酱草清热解毒，加儿茶收湿敛疮。

2. 增生型

表现为：外阴瘙痒，表皮粗糙，皲裂。大小阴唇阴蒂成花白色或弥漫性增厚。证属血虚血瘀，治以养血逐瘀，方药用外阴白斑外洗方加三棱、莪术、桃仁理气活血逐瘀，加沙参、熟地养血滋阴。

3. 萎缩型

表现为：外阴皮肤变白，瘙痒，大阴唇萎缩，小阴唇变薄，皮肤弹性下降，阴道口狭窄。证属肝肾阴虚，不能荣养外阴，治以滋养肝肾，养血润燥止痒，药用外阴白斑外洗方加女贞子、沙参滋养肝肾，加当归、川芎养血和血，加薄荷清经凉润止痒，外涂芝麻油滋润营养外阴局部皮肤。

方解：蛇床子燥湿祛风、杀虫止痒，且能够滋肾壮阳，具有激素样作用，有效促进局部症状改善；苦参、白鲜皮、秦皮、龙胆草清热燥湿，尤善治疗下焦湿热，现代药理研究表明，苦参中的有效成分苦参碱不仅能抑制细胞增殖且促进其良性分化；儿茶、石膏敛疮生肌，有助于破溃愈合；蒲公英、败酱草清热解毒，对多种致病菌有较强的抑制作用；三棱、莪术、桃仁活血行气，改善外阴局部血液循环，促进药物吸收；巴戟天、女贞子、沙参、白芍滋肝肾、养肝血；巧用芝麻油滋润濡养外阴，促进局部营养状况改善。诸药合用，局部血运改善，使湿热除，阴血足，而风自灭，有效改善外阴局部营养状况，促进症状改善。

三、辨证调护

女性外阴营养不良发病与工作生活环境、饮食习惯、外阴卫生及既往患病情况等有关，情绪易怒、饮食偏咸、偏辣、偏热，生活习惯如喜久坐、惯用洗衣粉洗涤内裤、共用浴盆等因素与外阴营养不良发生联系显著。外阴病变重在防护，应注意前后阴的清洁卫生，防止邪毒、病虫感染；避免使用过紧内裤，阻碍外阴局部血运；减少寒凉、辛辣等刺激性食物的摄入，防止脾胃受损，湿热内生；重视家人内衣的消毒隔离，清洁用具分开使用；尽量减少到公共场所洗盆浴，以免外阴疾病交叉感染。

临床验案

▶案一：疏肝解郁、活血通经
治疗月经先期

朱某，女，36岁。

初诊日期：2012年7月26日。

主诉：月经周期提前，伴经量减少4年。

现病史：月经13岁初潮，周期规律，30d一行，经期7d，色红，量中等。2008年至今因情志因素，周期提前，20d一行，行经6d，经量明显减少，色红，无血块，经前头晕头痛，情绪烦躁，烘热汗出。带下减少，睡眠差，入睡困难。大便日行2～3次，质稀。末次月经2012年7月22日。孕3产1，人工流产2次，宫内置环。舌红苔白，脉沉弦细。

辨证分析："月经先期，量少，情绪烦躁，烘热汗出"，四诊合参，本病当属中医学"月经先期""月经过少"范畴。便溏寐差，属脾虚失摄，经血不固，故有经期提前；平素情绪烦躁，烘热汗出，月经量少，证属肝气郁结，气滞血瘀，郁热内蕴。

西医诊断：月经失调。

中医诊断：月经先期，月经过少。

治则：疏肝解郁，活血通经。

方药：柴胡 10g　香附 10g　陈皮 10g　炙甘草 10g　茯苓 20g　枳壳 10g　川芎 10g　赤芍 10g　桃仁 10g　红花 10g　乌药 15g　党参 20g　当归 15g　白术 10g　淫羊藿 15g　巴戟天 10g　女贞子 20g　黄芪 30g，水煎服，日 1 剂，6 剂。

二诊（2012 年 8 月 16 日）：药后诸症均减，尤以经前头晕头痛明显好转，大便日行 1～2 次，成形。现自觉乳胀腰酸，手足心热。查舌质红，少苔，脉沉细。末次月经 8 月 16 日。提示患者气滞阴虚为主要病机，故以前方加银柴胡，增清虚热之功。

三诊（2013 年 1 月 20 日）：服药后 2012 年 9 月月经周期 30d，经行 7d，量色正常。自行停药近 3 个月，月经 20d 一行，经行 4～5d，量少，色红，无痛经。末次月经 2012 年 1 月 20 日。现月经量少，色红，舌红苔薄白，脉弦缓。前方继服。

四诊（2013 年 3 月 28 日）：2 月 15 日，3 月 12 日月经来潮两个周期，经行 5～6d，经量正常，色红，有少量血块，经前乳胀，舌红苔薄白，脉弦细。服加味逍遥丸巩固。

按语：本案患者证属肝气郁结，气血瘀滞，冲任失调，血行滞涩。月经量少，情绪烦躁，烘热汗出，睡眠不佳属阴血亏虚，心神失养，阴虚不能敛阳，阳气外越。方用柴胡舒肝汤以疏肝行气活血，淫羊藿、巴戟天、乌药、女贞子补肾滋肝养血；银柴胡清虚热；黄芪、当归益气补血。《景岳全书》云："然先期而至，虽曰有火，若虚而挟火，则所重在虚，当以养营安血为主。矧亦有无火而先期者，则或补中气，或固命门，皆不宜过用寒凉也"。故治疗用药需考虑平补肝肾，调补冲任，益气养血。

患者因情志因素导致月经失调，故应从情志入手调理气机，疏肝解郁；经量少而经期提前的，乃是阴虚内热，血亏火旺之象，出现烘热汗出，月经量少。黄芪、当归"以有形之血，必借无形之气以生"。

▶案二：滋阴调肝、活血通经治疗停经

董某，女，44岁。

初诊日期：2012年8月11日。

主诉：停经4月。

现病史：平素月经规律，年初因孩子打架死亡，即忧郁成疾。月经周期延长并经量减少，LMP2012年4月，现停经4月余。停经，喜悲欲哭，情绪萎靡，周身乏力，整夜无法入睡，纳呆。孕2产1，人工流产1次。舌红苔黄，脉弦细无力。

辨证分析："停经4月，情绪萎靡，周身乏力"，四诊合参，本病当属中医学"月经后期""郁证"范畴。情志抑郁，肝郁气滞，气滞而血行不畅，导致月经后期，周身乏力；肝郁化火，热扰心神则寐差，舌红苔黄亦为热象。证属肝肾失调，虚火上越。

西医诊断：月经不调，抑郁症。

中医诊断：月经后期，郁证。

治则：滋阴调肝，活血通经。

方药：柴胡15g　枳壳10g　陈皮15g　香附15g　生地15g
熟地20g　赤芍20g　百合15g　丹参15g　桃仁15g　红花

15g　龙眼肉 15g　柏子仁 15g，水煎服，日 1 剂，5 剂。

二诊（2012 年 8 月 18 日）：服药后自觉精神情绪好转，稍有力气，少量进食，易排气。查舌脉同前。诸症提示气机运行稍畅，上方基础上加焦三仙（焦麦芽、焦山楂、焦神曲各 15g），增消滞之功。

三诊（2012 年 8 月 25 日）：药后带下增加，情绪较平和，食量恢复正常，小腹下坠感，每夜可入睡 5～6 小时，查舌红苔白，脉弦稍滑。脉稍有滑象，提示月经欲潮，但仍有气血瘀滞。考虑月经将潮加路通 15g，王不留行 15g，加大通经之力，使气血下行无阻。日 1 剂，5 剂。

四诊（2012 年 9 月 1 日）：服药后，2012 年 8 月 30 日来潮，量少色暗，腹痛，持续至今。查舌红苔白脉弦滑。经期停药，经停后方用前法，日 1 剂，6 剂。

五诊（2012 年 10 月 13 日）：服药后，LMP2012 年 9 月 28 日来潮，经量正常，持续 6d，痛经。纳可寐可，情绪正常。舌红苔白脉弦。予加味逍遥丸经前口服，以巩固治疗。

按语：七情所伤，气郁为先，木郁为五郁之首，气郁乃六郁之始，肝郁为诸郁之主。治主要在疏肝。傅青主云："夫经水出诸肾，而肝为肾之子，肝郁则肾亦郁郁矣"。患者因丧子之痛，心情抑郁成疾，气郁化火伤阴，肝体阴用阳，气机不畅之疏泄功能失常而至经闭不行。滋阴调肝诸症好转。因势利导活血通经，月经来潮。

历代医家对肝的认识比较完备，近代妇科名家朱小南先生讲："肝气不舒则百病丛生，尤于女子为甚"。本患情志受到重大刺激，肝首先受害。根据明确的病因也可找到辨证的突破口。由于肝脏病变临床表现多端，仍要深入体查才是。

▶案三：疏肝理气、活血通经 治疗月经后期

段某，女，35 岁。

初诊日期：2012 年 5 月 17 日。

主诉：停经 2 月。

现病史：月经 16 岁初潮，周期不规律，40～60d 一行。近两年因情志因素周期延长，3～6 个月一行，PMP2011 年 10 月 8 日，LMP2012 年 3 月 2 日，行经 15d。现停经 2 月余，情绪烦躁，每月均觉小腹坠痛，手心烦热，乏力，受凉易咳嗽，无痰。孕 2 产 1，人工流产 1 次，工具避孕。舌红苔薄白，脉弦。

盆腔彩超：子宫 6.0cm×4.7cm×3.3cm，内膜 0.9cm，双附件无异常。

辨证分析："停经 2 月，手心烦热，乏力"，四诊合参，本病当属中医学"月经后期"范畴，情志伤肝，肝郁气滞，肝失疏泄，故月经不潮，不通则痛故周期性腹痛，气郁化热可见手心烦热。证属肝郁气滞。

西医诊断：月经不调。

中医诊断：月经后期。

治则：疏肝理气，活血通经。

方药：当归 15g 白芍 20g 柴胡 15g 茯苓 20g 白术 20g 薄荷 10g 甘草 15g 桃仁 15g 红花 15g 三棱 15g 莪术 15g 路通 15g 王不留行 15g 川芎 10g 赤芍 20g，水煎服，日 1 剂，10 剂。

二诊（2012 年 6 月 1 日）：服药 10 剂后，月经未来潮。小腹坠痛，情绪烦躁。舌脉同前。提示有气滞血瘀，前方加丹皮 10g，栀子 10g 以助活血祛瘀。水煎服，日 1 剂，20 剂。

三诊（2012 年 7 月 29 日）：服药后 LMP2012 年 6 月 19 日，经行 10d，经量多，稍觉痛经，现月经周期第 40d，腹痛、腰酸、情绪好转。舌脉同前。前方去三棱，加熟地，补肝肾、养精血。水煎服，日 1 剂，10 剂。

四诊（2012 年 8 月 25 日）：服药 LMP2012 年 08 月 4 日，行经 7d，经量中等，无痛经，经前情绪平和，现周期第 21d，舌脉同前。以上诸症提示该病好转，予前方巩固治疗。水煎服，日 1 剂，10 剂。

五诊（2012 年 10 月 13 日）：服药月经连续来潮两个周期，PMP2012 年 9 月 10 日，LMP2012 年 10 月 9 日行经至今，平素无明显不适。舌脉同前。月经按正常周期来潮 2 次，疾病基本痊愈，现应予加味逍遥丸，经前服，以巩固疗效。日 1 剂，8 剂。

按语：本案患者 5 年前因家庭矛盾而闭经，情绪波动较大，病因明确，审因论治，治以加味逍遥汤加减，疗效确切。本次来诊复因情志发病，彩超未见明显异常，中医讲效不更方，依原方论治，虽然第 1 个月服药近 1 个月无明显疗效，但未做大的更改。最后取得满意效果。辨证清楚，就不会朝定夕更。

月经后期是妇科常见病之一，是以周期异常为主的病症，治疗以调整周期为主，服药的同时更应注重平时的调治，尤其注重情志调畅。临床治疗应分清虚实，不可一味活血通经，也不可妄投补药。逍遥散舒肝健脾养血，切中病机方可取效。

▶案四：疏肝解郁、活血通经 治疗月经后期

尤某，女，40 岁。

初诊日期：2012 年 8 月 28 日。

主诉：月经停闭 3 月。

现病史：月经 14 岁初潮，周期规律，28～30d 一行，经期 5d，色红，量可。中学时因情绪因素痛经，3 年前于沈阳市精神病院诊断为"精神分裂"，口服西药，曾闭经。在中医诊所所用汤药好转。末次月经 2012 年 5 月，现停经 3 个月，情绪烦躁，便秘，两胁下压痛。婚后 4 年未孕。舌红苔白，脉弦细滑数尺弱。

辨证分析："月经后期，情绪烦躁，两胁下痛"，四诊合参，本病当属中医学中"月经后期"范畴。月经停闭、便秘均属肝郁气滞，不通则两胁下痛。证属肝郁气滞。

西医诊断：月经失调。

中医诊断：月经后期。

治则：疏肝解郁、活血通经。

方药：柴胡 10g　川芎 10g　香附 10g　枳壳 10g　陈皮 10g 赤芍 10g　炙甘草 10g　半夏 15g　石菖蒲 20g　当归 15g　熟地

20g　桃仁 15g　红花 15g　酸枣仁 5g　元胡 20g　远志 20g，水煎服，日 1 剂，3 剂。嘱治疗期间严格避孕。

二诊（2012 年 8 月 30 日）：服药 2 剂后，便溏。以前方加胆南星以加熄风定惊之力；三棱、莪术增加破血行气之力；加郁金、青皮、苍术、砂仁行气导滞；水煎服，日 1 剂，6 剂。

三诊（2012 年 12 月 6 日）：末次月经 11 月 16 日，行经 3d，量少，色暗，无血块，无明显不适症状。查舌红少苔，脉沉弦稍滑。前方去青皮、枳壳，加熟地 20g，茺蔚子 15g 增滋阴活血之力。水煎服，日 1 剂，6 剂。嘱经前 1 周服用。

四诊（2013 年 3 月 21 日）：药后月经规律，后自行停药，服用加味逍遥丸，月经提前 1 周，量减少近一半，经血色淡，痛经（+），小腹坠痛喜按揉，经期腹泻。手足不温。末次月经 2013 年 2 月 26 日，情绪烦躁，抑郁，正在服用解郁丸。查舌红稍淡，苔薄白，脉沉弦细 。考虑服加味逍遥丸中栀子苦寒伤脾肾之阳，导致腹泻肢凉。方用前法，水煎服，日 1 剂，6 剂，月经前 10d 服用。

按语：证属肝气郁滞，肝气不疏，气机不畅，气滞血停，冲任气血不通，不通则痛，故见痛经、不孕，两胁压痛；气机不调，痰浊阻滞，痰火蒙蔽，精神障碍；治以疏肝解郁，活血痛经，配以清热化痰，宁心安神之品。《傅青主女科》云："健脾益肾而不滞，解郁清痰而不泄，不损天然之气血，便是调经之大法"。

患者有精神异常、痛经，从疏肝、调畅气机入手，辅以活血化瘀之品，使气畅血行，痛则不通；但应考虑到气机阻滞，水液运行障碍，会有痰浊内生，痰火扰乱神明，出现精神分裂的病机，故予以清热化痰，宁心安神之品，收效显著。

▶案五：调补肝肾、行气活血通经
治疗月经后期

张某，女，38 岁。

初诊日期：2012 年 8 月 30 日。

主诉：月经停闭 40d。

现病史：月经 13 岁初潮，初期月经尚规律，26d 一行，经期 3d，色红，量可。近 3 年月经量明显减少，无血块，无不适症状，2011 年因停经 3 月余，于我院中医科予疏肝补肾法，调经治疗，月经来潮。现又停经 40 余天，末次月经 2012 年 7 月 16 日，行经 3d，经前头痛。未婚未育。舌红苔白，脉左沉弦细，右沉弦而滑。

辨证分析："月经后期，月经量少，经前头痛"，四诊合参，本病当属中医学"月经后期"范畴，证属肝肾亏虚，气血运行不畅而月经后期，经行头痛。

西医诊断：月经失调。

中医诊断：月经后期。

治则：调补肝肾，行气活血通经。

方药：柴胡 10g　川芎 15g　赤芍 20g　枳壳 10g　香附 15g　淫羊藿 15g　巴戟天 10g　鹿角胶 15g　女贞子 20g　首乌 15g　红

洪家铁临床经验总结

花 15g　莪术 15g　牛蒡子 35g　蔓荆子 15g　菊花 15g　砂仁 15g
郁金 15g　青皮 10g，水煎服，日 1 剂，6 剂。

二诊（2012 年 11 月 8 日）：服药后，10 月 16 日月经来潮，行经 4d，量少于正常月经量，色红，少量血块，经期乳胀，无触痛。查舌质红少苔，脉弦。提示气机不畅，气血瘀滞。前方去牛蒡子、蔓荆子，水煎服，日 1 剂，6 剂，经前 1 周服用。

三诊（2012 年 12 月 6 日）：服药后，末次月经 11 月 16 日，行经 3d，量少、色暗，无血块，无明显不适症状。查舌红少苔，脉沉弦稍滑。脉象稍滑示血行稍畅，前方再去青皮、枳壳，加熟地 20g，茺蔚子 15g，增滋阴活血之功。水煎服，日 1 剂，6 剂，经前 1 周服用。

四诊（2012 年 12 月 20 日）：末次月经 12 月 12 日，行经 3d，量少、色暗，无血块，经前腹胀。傅青主云："经欲行而肝不应，则抑拂其气而疼生"。色暗考虑肝中郁火。查舌红苔薄白，脉弦稍滑。考虑气血瘀滞。

方药：柴胡 10g　川芎 15g　赤芍 20g　香附 15g　淫羊藿 15g　巴戟天 10g　鹿角胶 15g　女贞子 20g　首乌 15g　红花 15g　莪术 15g　砂仁 15g　乌药 15g　熟地 15g　枸杞子 15g　枳壳 10g，水煎服，日 1 剂，6 剂，经前 1 周服用。

按语：证属肝肾不足，经血乏源，月经不能按时来潮。《谦斋医学讲稿》提及："本方即四逆散加川芎、香附和血理气，治疗胁痛，寒热往来，专以疏肝为目的。用柴胡、枳壳、香附理气为主，白芍、川芎和血为佐，再用甘草以缓之"。经前气血下聚冲任，愈加亏虚，清窍失养而头痛。气血亏虚血行迟缓，而有瘀血症状，如经血色暗。治以调补肝肾，以资血源，佐以行气之品。头痛加菊花、牛蒡子、荆芥清利头目。

"实则泻之，虚则补之"，肝为藏血之脏，肝血虚少，肾精不足，冲任亏虚，经源枯竭，则月水难以来潮，从调理肝肾着手，用补肾养血柔肝之品，以资气血之源，同时应条畅气血，使气畅血行，以期补血不留瘀。

▶案六：行气活血通经治疗月经过少

胡某，女，36岁。

初诊日期：2014年2月13日。

主诉：月经量减少一年。

现病史：月经14岁初潮，27～28d一行，经期4～5d，量色正常。2013年4月患盆腔炎后，月经量明显减少，月经周期正常，经期3～4d，色暗，偶有小腹不适。经前右侧乳房胀痛，能触及结节，情绪烦躁。末次月经2014年2月2日。平素手足冷。孕2产1，人工流产1次，未避孕。舌红无苔，脉弦。

辨证分析："月经量减少1年，色暗，经前乳房胀痛，情绪烦躁，肢冷"，四诊合参，本病当属中医学中"月经过少"范畴。乳房胀痛、情绪烦躁，证属气滞血瘀。

西医诊断：月经失调。

中医诊断：月经过少。

治则：调补肝肾，行气活血通经。

方药：当归15g　川芎15g　赤芍20g　红花15g　桃仁15g
三棱15g　莪术15g　元胡15g　肉桂10g　乌药15g　郁金15g

青皮 10g　蒲公英 20g　泽兰 15g，水煎服，日 1 剂，8 剂。嘱经净 3d 服用，服 4d 停 1d。

二诊（2014 年 3 月 6 日）：服药后，末次月经 2014 年 2 月 27 日，经行 4d，中等量，色暗。盆腔炎症状有所改善。乳腺经超声检查提示：双侧乳腺增生。情绪烦躁。查舌红少苔，脉弦缓。提示肝郁气滞，前方加柴胡 15g，香附 15g，以增行气导滞之力。水煎服，8 剂，用法同前。

三诊（2014 年 4 月 10 日）：药后末次月经 2014 年 3 月 16 日，经行 4d，月经量正常，色红。偶有受凉后小腹不适，仍有情绪烦躁。查舌红少苔，脉弦。方用前法。

四诊（2014 年 10 月 31 日）：近半年月经期量均正常。未避孕，未孕。末次月经 2014 年 10 月 25 日，经行 6d，月经量正常，色红，少量血块，痛经减轻。要求助孕。查舌红苔白，脉弦细稍滑出寸口。

方药：仙茅 10g　淫羊藿 15g　菟丝子 15g　巴戟天 15g　续断 20g　柴胡 10g　白芍 25g　元胡 15g　川楝子 15g　香附 15g　砂仁 15g　路路通 15g　通草 15g　穿山甲 15g　红花 15g　鳖甲 10g　王不留行 15g　皂刺 15g　甲珠 15g，水煎服，日 1 剂，3 剂，适时同房。

五诊（2014 年 12 月 5 日）：末次月经 2014 年 10 月 25 日，现停经 41d，自检尿 HCG（+），稍觉乳房胀痛，小腹不适，便秘。查舌红苔白，脉弦细。

方药：菟丝子 15g　桑寄生 20g　续断 20g　阿胶 15g　白芍 25g　炙甘草 10g　鹿角胶 15g　杜仲 20g　狗脊 20g　苏梗 10g　砂仁 15g　黄芩 15g　白术 15g　麦冬 15g　山药 25g　沙参 15g，水煎服，日 1 剂，6 剂

六诊（2014 年 12 月 12 日）：妊娠 48d，乳房疼痛，小腹不适。查舌红苔白，脉沉细稍滑。上方加党参 10g、山药 15g，以增益气

养阴，补脾肺肾之功。水煎服，日 1 剂，10 剂。

七诊（2015 年 1 月 2 日）：妊娠 69d，恶心呕吐稍减轻，睡眠不佳，头痛，易醒，小腹偶尔疼痛。查舌红苔微黄而腻，脉沉细稍滑。以上方去沙参，加陈皮 10g，苏叶 15g，黄连 10g，水煎服，日 1 剂，10 剂。

按语：患者患盆腔炎后出现月经减少、乳胀、情绪烦躁，为邪毒阻碍气机所致，属气血瘀滞，予行气活血化瘀之品，同时佐以清热解毒之品，泽兰清泄湿热。待症状好转后，予助孕，妊娠后予安胎预培其损。

盆腔炎日久，考虑毒邪郁滞，阻碍气机，冲任不畅，月经出现涩少，故予行气活血化瘀之品，以清除毒邪为主，服药时间在月经干净之后，避开经期，以免耗伤气血。邪毒去除之后予以助孕，以免毒邪碍胎。

▶案七：疏肝补肾、活血养血治疗月经过少

李某，女，30岁。

初诊日期：2012年10月28日

主诉：月经量少5年。

现病史：平素月经规律，7/28—30日型，量中，2007年因胚胎停育行清宫术致宫腔粘连，行分解术后，月经量明显减少，行经2天，点滴即净。末次月经2012年10月12日，量少，色偏红，经前胸胁乳房胀痛，情绪烦躁，偶有腰酸，恶寒，手足不温，偶有便溏，睡眠可。查舌质红苔薄白，脉弦细。

辨证分析：情绪烦躁，肝失疏泄，气机郁滞，经脉不利，再加之女子以血为本，冲任隶属于肝，血行不畅，气血失和，损伤冲任，故见胸胁乳房胀痛，脉弦细为肝气瘀滞之象。肾居下焦，阳气不足，温煦失职，故形寒肢冷，且以下肢发冷尤甚。肾主生殖，肾阳不足，命门火衰，生殖机能减退，加之流产伤肾，精血不足，冲任血海空虚，经量减少。

西医诊断：宫腔粘连术后。

中医诊断：月经过少。

治则：疏肝补肾，活血养血。

方药：柴胡 15g　川芎 12g　枳壳 12g　香附 15g　青皮 12g　赤芍 15g　郁金 15g　红花 15g　莪术 15g　淫羊藿 15g　巴戟天 12g　肉苁蓉 15g　生地 20g　女贞子 15g　桂枝 15g　砂仁 15g　狗脊 15g　鹿角霜 15g，10 剂水煎服。

二诊（2012 年 11 月 11 日）：用药后无不适，月经未来潮。查舌质红苔薄白，脉弦细。

方药：上方去莪术，加桃仁 20g、续断 20g。10 剂水煎服。

三诊（2012 年 12 月 2 日）：末次月经 11 月 17 日，行经 7d，色鲜红，有少量小血块。作息基本规律，偶尔熬夜，手足不温，偶有腰痛。查舌质红苔薄白，脉弦细。

方药：柴胡 15g　川芎 15g　枳壳 10g　香附 15g　当归 15g　赤芍 20g　桃仁 15g　红花 15g　三棱 15g　莪术 15g　郁金 15g　青皮 10g　淫羊藿 15g　菟丝子 15g　巴戟天 15g　桂枝 15g　杜仲 20g　狗脊 20g　鹿角霜 15g，10 剂水煎服。

四诊（2013 年 2 月 3 日）：末次月经 2013 年 1 月 24 日，行经 3 天，量稍增多，无血块，经前胸胁乳房胀痛，情绪烦躁，腰酸，怕冷。查舌质红苔薄白，脉弦细。

方药：上方加茯苓 20g　熟地 20g　阿胶 15g　瓜蒌 20g，5 剂水煎服。

五诊（2013 年 2 月 10 日）：近日大便不成形，查舌质黯，舌根苔腻，边有齿痕。上方去青皮、鹿角霜，加泽兰 15g、鹿角胶 9g，10 剂水煎服。

六诊（2013 年 3 月 31 日）：末次月经 2013 年 3 月 24 日，行经 3 天，量可，血块减少，偶有情绪烦躁，经期小腹轻微不适感。舌红少苔，根部稍黄，脉沉弦细稍滑。

方药：上方去茯苓、瓜蒌，加路路通 15g、皂角刺 15g。10 剂水煎服。嘱可备孕，口服叶酸。

七诊（2013 年 6 月 30 日）：末次月经 2013 年 5 月 29 日，6 月 28 日外院血 HCG：198mIU/ml。现有少许褐色分泌物 2 天，小腹胀，腰酸。给予保胎对症治疗后情况稳定，见到胎心胎芽后嘱继续保胎到 3 个月后，孕期情况平稳。

按语：患者因胚胎停育行刮宫术、宫腔粘连分解术，这些归于金刃损伤，加之肝郁气滞因素，有血瘀的表现，月经量虽少，但会有小血块，皆属于瘀，冲任瘀阻，胞脉胞络失畅，宜添加活血化瘀作用的中药，比如桃仁、红花、三棱、莪术、川芎等。肾藏精，主生殖，胞络系于肾，肾阳虚，温煦失职，故形寒肢冷，生殖机能减退。治疗上除了疏肝，还要补肾，同时养血活血。气以通为顺，情志抑郁，气机瘀滞，血行受阻，瘀血内阻，气机失畅，肝气郁结，血为气滞，冲任不畅，发生情绪烦躁，经前乳房胀痛等。女子以血为基本，肝体阴而用阳，具有贮藏血液和调节血流、血量的生理功能，所有要疏肝解郁。行气药多辛燥，用量不宜过重，以免耗散阴血，于行气药中佐滋阴养血药，预培其损或避制其弊。

▶ 案八：疏肝理气清热除烦
治疗经期延长

徐某，女，28岁。

初诊日期：2012年8月19日。

主诉：月经不规律10余年。

现病史：月经13岁初潮，周期不规律，30～90d一行，行经5d，量中。PMP2012年6月23日正常量。LMP2012年7月23日量少于正常月经量，褐色，无血块，无痛经，8月18日血止，经前情绪烦躁。自觉口苦，乏力。舌红苔薄白，脉沉弦尺弱。辅助检查：辽宁中医查LH：19.19 FSH：8.08 T：0.8，盆腔超声：双侧卵巢多囊改变。

西医诊断：多囊卵巢综合征。

中医诊断：①经期延长；②月经后期。

证候诊断：肝肾失调，肝郁化热。

治则：疏肝理气，清热除烦。

方药：柴胡15g 川芎15g 陈皮10g 枳壳10g 赤芍20g 豆豉15g 瓜蒌25g 栀子15g 菟丝子15g 当归15g 川楝子10g 山药25g，5剂水煎服。

二诊（2012年9月25日）：服药5剂后，因学业忙未及时复诊，口服加味逍遥丸和调经促孕丸。睡眠不佳，多梦，易醒，乏力、口苦减轻，食欲佳。舌红苔白，脉沉弦稍滑尺弱。

方药：前方加酸枣仁10g　远志20g，10剂。

三诊（2012年12月7日）：月经2012年10月29日来潮，行经7d，正常量，色红，11月21—23日见透明白带，拉丝状。现停经39d，乏力、烦躁多梦。舌脉同前。

方药：前方加路通15g　炒王不留15g，10剂。

四诊（2013年5月12日）：近5个月间断服汤药配以丸药，月经周期35或60d交替发生，行经5～7d，正常量。LMP2013年4月15日，现周期第27d，因毕业分配欲回家乡无法就诊。

嘱其调畅情志，经净服六味地黄丸，经前服加味逍遥丸。

按语：该患西医诊为多囊卵巢综合征，医生欲给人工周期维持月经，待婚后授孕时再促排卵治疗。患者欲求治中医。本症充分体现了肾与肝在月经调节上的藏与泻的关系。藏而不泻即月经迟至，周期延长，泻而不藏即流血淋漓，经期延长。先天禀赋不足，每遇情志诱发临床表现多端。适时从肝从肾调之，谨守病机效果显著。

中西医结合治疗为患者治愈疑难杂症提供了更多的方法。对于暂时没有生育要求的多囊卵巢综合征的患者，中药调经为首选，过早的激素替代疗法会在某种程度上抑制自身内分泌系统的康复。对于久攻不下，急于受孕的患者可以给予辅助生殖技术。

▶案九：行气活血通经治疗闭经

张某，女，29 岁。

初诊日期：2012 年 10 月 11 日

主诉：月经停闭 2 月余。

现病史：月经 13 岁初潮，初期月经尚规律，40d 一行，经期 5 ~ 6d。近 10 年无明显诱因出现月经周期延长，2 ~ 3 个月行经 1 次，量少。近两年月经停闭，服用黄体酮月经来潮。末次月经 2012 年 8 月，量少，行经 3d，色暗，无乳胀，无腰酸腹痛。舌红苔暗有齿痕，脉沉弱。

西医诊断：闭经。

中医诊断：闭经。

证候诊断：气滞血瘀。

治则：行气活血通经。

方药：当归 15g　川芎 15g　桃仁 15g　红花 15g　莪术 15g　香附 15g　郁金 15g　青皮 10g　元胡 15g　仙茅 10g　柴胡 15g　枳壳 9g　川楝子 15g　鸡血藤 25g　淫羊藿 15g　赤芍 15g　三棱 15g　乌药 15g　茺蔚子 15g，6 剂水煎服。

二诊（2012 年 10 月 25 日）：月经 2012 年 10 月 13 日来潮，行经 3d，量少，血块多，色暗，无痛经。舌脉同前。

方药：前方加丹皮 15g、牛膝 15g。6 剂水煎服（11 月 3 日服药）。

三诊（2013 年 3 月 7 日）：

2012 年 11 月 20 日、2013 年 1 月 22 日、2013 年 2 月 20 日行经 3 次，行经 2d，量少，色红，少量血块。近半个月带下量多，色清，无异味。舌红，苔微黄花剥而腻，脉沉细。

方药：10 月 11 日方去茺蔚子，加女贞子 20g　青蒿 15g　王不留行 15g　蛇床子 15g。10 剂水煎服（3 月 13 日服用）。

按语：根据舌脉辨证，且量少色暗，证属气血瘀滞，治疗重在建立规律的月经周期，故时机的选择尤为重要，最后一次月经来潮日期为准，向后推迟 23d 开始服药，血多第二日停药。使经血藏泻有度，溢泻规律，以期月经规律来潮。

根据症状进行辨证，对症进行施治，与行气活血化瘀，但应兼顾肝肾，肝肾亏虚，血海不充，不能专通利行滞，否则容易导致血海枯竭，无流可下，无血可行。应配伍滋气血之源药物，进而行血不伤血。气血充足，冲任通利，才能血下有时。

▶案十：填精补气养血，调理冲任 治疗闭经

杨某某，女，33岁。

初诊日期：2013年1月6日。

主诉：产后1年半月经未行伴阴毛脱落。

现病史：2011年6月正常产后大出血休克，经抢救脱险。产后至今乳汁无，阴毛脱落，周身乏力倦怠，性欲减退，月经未行。自觉腰酸肢冷，纳呆。舌淡苔薄，脉沉细无力。

西医诊断：席汉综合征。

中医诊断：闭经。

证候诊断：精血亏损、命火虚衰，冲任虚损。

治则：内服温肾填精补气养血，调理冲任。外洗：活血养血。

内服方：仙茅10g　淫羊藿10g　菟丝子15g　女贞子20g枸杞子15g　茺蔚子15g　何首乌20g　黄芪35g　当归15g　白术20g　三仙45g，6剂水煎服。

外洗方：蛇床子20g　土槿皮20g　女贞子20g　三棱15g红花15g　当归15g　川芎15g　首乌20g，3剂水煎外阴熏洗坐浴。

二诊（2013年1月13日）：服药5剂体力增强，食欲好转，

腰酸减轻。自觉腹胀、口干。外洗后阴毛未再脱落。舌脉同前。

方药：前内服方加木香 10g　天冬 15g　石斛 15g，20 剂水煎服。外洗方同前 10 剂熏洗坐浴。

三诊（2013 年 4 月 8 日）：2013 年 4 月 5 日阴道少量流血，色淡，持续一天。性欲稍增，食欲尚可，坚持外洗坐浴，阴毛未再脱落。舌脉同前。

方药：继用上方。

三诊（2013 年 5 月 12 日）：内服兼外洗，带下增加，少量阴毛新生，情绪平和，月经未来潮，舌脉同前。

患者因工作出国，希望改成药口服。前方 10 剂并予六味地黄丸、乌鸡白凤丸、调经促孕丸交替口服。

按语：因产后失血过多，精血亏损，以致冲任虚衰无血可下故经闭不行。发为血之余，其根在肾，肾气不足，化源匮乏，毛失所养而脱落。该患西医诊为席汉综合征，以闭经为主证，属中医血枯经闭范畴。组方从气血阴阳入手，二仙为君温补肾阳，阴中求阳，俟阴血恢复以助生化之机。本病属疑难问题，久损难期速复，需长期服药，滋阴壮阳日久伤脾胃之气，酌量给予健脾开胃之三仙以固护胃气有利于药物的吸收。后期月经来潮后以丸药缓图之，以资巩固。

席汉综合征在临床上属于疑难重症，西医没有行之有效的治疗方法。多发于产后大失血。精血亏损，以致冲任虚衰无血可下故经闭不行。久损难期速复，需长期服药，用药的关键是保护胃气，只要存得一分胃气，就有一线生机，切不可急功近利，妄投滋腻。

▶案十一：益气固冲，调经止血治疗崩漏

王某某，女，16岁。

初诊日期：2012年9月15日。

主诉：阴道流血20余天。

现病史：2012年7月6日月经初潮，量少，行经7d，PMP2012年8月9日，行经10余天，量多，无块，无腹痛。经净1周左右，无明显诱因阴道流血，量少色暗，无腹痛，至今20余天未净。无不适。舌红苔白，脉沉无力。

西医诊断：功能失调性子宫出血。

中医诊断：崩漏。

证候诊断：脾虚。

辨证：脾虚中气虚弱，冲任不固，血失统摄，经血漏下不尽。

治则：益气固冲，调经止血。

方药：黄芪25g　白术20g　龙骨20g　牡蛎20g　白芍20g　海螵蛸15g　茜草15g　地榆15g　大蓟15g　小蓟15g　槐花15g　侧柏叶15g　棕炭20g，5剂水煎服。

二诊（2012年9月22日）：服药，9月20日血止，现无不适。

方药：同前，嘱月经第二天口服汤药。

三诊（2012 年 10 月 23 日）：LMP2012 年 10 月 11 日，行经第二天口服汤药，行经 7d，经量中等。查舌脉同前。

方药：同前。嘱月经来潮第二天服至血止停药，注意经期避免剧烈运动、受凉。

按语：功能失调性子宫出血多发于青春期及更年期，前者因内分泌系统不完善导致，后者因内分泌系统衰竭所致。中医称本病为崩漏。青春期的患者常称为小崩漏，这部分患者临床上常无明显不适，除了流血以外似乎大多无证可辨。治疗上多从脾气入手，益气固冲，调经止血。由于病程短，病机单纯治疗效果要好于更年期的崩漏患者。

对于青春期功血西医主张初潮后两年内不宜应用激素治疗，但临床确实有一部分小患者流血量多，持续时间长，严重影响到学习和生活。这类患者临床称之为小崩漏，往往无证可辨。从脾气入手，益气固冲大多疗效佳。极少数迁延日久，经久不愈亦属难治之证。

▶案十二：温经散寒通经止痛治疗痛经

李某，女，29 岁。

初诊日期：2013 年 6 月 6 日。

主诉：经期腹痛 14 年，量少 2 年。

现病史：月经 14 岁初潮，周期规律，30d 一行，经期 4～5d，痛经（+），需服用止痛药。近 2 年人工流产后，月经量明显减少，色红，偶有血块，平素情绪烦躁，手足凉，腰酸。末次月经 2013 年 6 月 5 日。舌红苔白，脉弦缓。

西医诊断：痛经、月经失调。

中医诊断：痛经、月经过少。

证候诊断：寒凝血瘀。

治则：温经散寒、通经止痛。

方药：三棱 15g　莪术 15g　丹皮 15g　肉桂 10g　元胡 20g　乌药 25g　当归 15g　赤芍 20g　炮姜 15g　甘草 15g　柴胡 15g　枳实 10g　益母草 40g　刘寄奴 15g　白芍 25g　吴茱萸 15g　红花 15g　桃仁 15g　牛膝 15g　香附 15g，6 剂水煎服。

二诊（2013 年 7 月 25 日）：末次月经 2013 年 07 月 08 日，经

行 6d，经量稍增，色红，少量血块，仍有腹痛腰酸，伴恶心。带下正常，乏力，情绪烦躁。查舌质红，苔薄白，脉弦稍滑。

方药：上方加川芎 15g　柴胡 10g　草豆蔻 15g　枳壳 10g，6 剂水煎服。

三诊（2013 年 9 月 12 日）：末次月经 2013-09-03，经行 6d，经量接近正常月经量，色红，无血块，无痛经。现症状：两侧少腹偶有疼痛。盆腔超声提示：子宫 5.3cm×4.8cm×3.9cm，内膜 0.6cm，双附件未见异常，盆腔深 1.8cm 游离液体。舌红苔白，脉弦缓稍滑。要求妊娠。

方药：菟丝子 15g　熟地 15g　柴胡 15g　香附 15g　续断 15g　通草 10g　川楝子 15g　砂仁 10g　白芍 20g　仙茅 10g　淫羊藿 15g　路路通 15g　王不留行 15g　皂刺 10g　乌药 20g　甲珠 10g。3 剂水煎服。

叶酸 0.4mg，日 1 次，口服。

按语：证属寒凝气滞血瘀，故见痛经、经血涩少，情绪烦躁，手足凉，腰酸。痛经 2 号，温经散寒止痛，辅以桃仁、红花、香附行气活血。患者出现恶心，予枳壳，草豆蔻宽中止呕。患者要求妊娠，予小剂量叶酸，孕前保健，优生优育。

寒证痛经以经水偏后者居多，经水不畅而有小血块，痛时常感小腹虚冷，得热缓解。予温经汤加减，遵温而通之法。香附、枳壳理气行滞，使气血寒滞得温后恢复正常运行，通则不痛，同时也使郁滞的经水瘀块得以畅下，解除疼痛。治疗痛经，不仅要重视辨证分型，且要掌握医治时机，一般以经前进行调理，经前 7d 开始服用，于经血来潮时，即可显效。

▶案十三：滋阴清热治疗经行发热

唐某，女，38岁。

初诊日期：2012年7月21日。

主诉：经期发热2月。

现病史：2年前自然流产后，每月行经第二天血量增多时即有发热（体温：38℃）。量少热减。伴情绪烦躁，腰酸。LMP2012年7月9日，超声提示：盆腔积液2.0cm，余正常。孕2次，人工流产2次。舌质暗少苔，脉滑数。

辨证分析："经期发热，情绪烦躁，腰酸，少苔脉滑数"，四诊合参，本证属中医学"经行发热"范畴，流产后阴血大伤，值经期，经血下注，阴血更伤故经行发热。舌暗少苔，经量少，证属阴虚发热。

西医诊断：发热待查。

中医诊断：经行发热。

治则：滋阴清热。

方药：青蒿15g 地骨皮15g 生地20g 白芍20g 丹皮15g
黄芩10g 女贞子20g，水煎服，日1剂，5剂。

二诊（2012 年 8 月 15 日）：服药后，LMP2012 年 8 月 4 日本月未发热，仍觉腰酸。查舌脉同前。前方加熟地 20g、枸杞子 15g，水煎服，日 1 剂，5 剂。

三诊（2012 年 10 月 13 日）：服药近两个月月经如期来潮，未发热，腰酸减轻，查舌脉同前。前方 10 剂，分两个周期服，巩固疗效。

按语：古人讲"阴虚则内热，阳盛则外热"。对于妇科疾病来讲多见于产后及月经期的前后，因这一阶段冲任二脉的生理变化较大，容易伤及阴血，以致气血失调。等待经净血止后，阴阳和调，症状才能缓解。

经行发热，以发热为主症，每伴随月经周期而作的一种病症，应接合月经的特点，顺应妇人以血为本，经前、经期阴血相对不足的特点。不宜过用寒凉。以免伤及正气，重伤气血，务使气血充盛，阴平阳秘，寒热自愈。

▶案十四：滋补肾阴清降心火
治疗经行口糜

刘某，女，31岁。

初诊日期：2012年2月24日。

主诉：经期口腔溃疡疼痛3年。

现病史：反复自然流产2次，近3年流产后每逢经期即发口腔溃疡，疼痛难忍。伴情绪烦躁，睡眠不佳，多梦。月经周期规律，经量多，色红无块，无腹痛，腰痛明显。LMP2012年2月24日现血量少，口腔黏膜破溃、充血。孕2，自然流产2次。舌红苔黄，脉细稍数。

辨证分析："经行口糜，多梦烦躁，舌红苔黄"，四诊合参，本病属于中医学"经行口糜"范畴，肾水亏不能上济心火，心火偏亢，火性上炎，舌为心之窍，继发口糜，证属阴虚火旺，心火上炎。

西医诊断：口腔溃疡。

中医诊断：经行口糜。

治则：滋补肾阴，清降心火。

方药：生地15g 玄参20g 麦冬15g 甘草15g 通草15g

竹叶 10g　乌梅 10g　栀子 10g，水煎服，日 1 剂，5 剂。

二诊（2012 年 3 月 3 日）：服药后口糜好转，疼痛明显减轻，经量亦减少，查舌红苔白，脉细。方用前法，5 剂。

三诊（2012 年 4 月 7 日）：服药 LMP2012 年 3 月 28 日，行经5d，经量正常。经期腰酸，经期未发生口腔糜烂，舌脉同前。前方加熟地 20g、枸杞子 15g，增滋补肾阴之力，水煎服，5 剂，经前服。

四诊（2012 年 5 月 12 日）：服药后，末次月经 2012 年 4 月 26 日，经行 5d，量色正常，经期无明显腰酸，无口腔溃疡。舌脉同前。六味地黄丸经净服 10d，巩固疗效。

按语：反复流产，伤及肾阴，肾水不足不能上济心火，心火偏亢，本在肾水亏，标在心火亢。虽为有火，乃虚火也，不可苦寒直折伤及心气。治宜滋肾水，清心火，引火下行，水足火自灭。

木通是很好的清热利尿药，它主要清心火，将热从小便清利。导赤散中的木通即治：口糜淋痛小肠火，引热渗入小便中。近代临床报告多起关木通导致肾功能衰竭的病例，许多年青的中医师不敢再应用此药。通草加栀子同用可取木通之效，而无肾衰之害。

▶案十五：平肝潜阳滋水涵木疏风定痛

王某，女，29岁。

初诊日期：2012年7月10日。

主诉：经期头痛2年。现头痛2d。

现病史：无明显诱因，近2年来，每于经前数天始头痛，逐渐加重，至经行第1~2日痛不可忍，需服用止痛药方可缓解。伴头晕失眠，恶心欲呕。情绪烦躁，双目喜闭，腰酸。平素月经周期先后不定期。LMP2012年7月8日，已婚3年，未孕。舌红苔薄白，脉弦细。

辨证分析："经期头痛，头晕失眠，恶心欲呕"，四诊合参，本病属于中医学"经行头痛"范畴，肝为刚脏，体阴用阳，肝肾阴亏，经期前后经血下注，阴虚亦甚，水不涵木，冲气上逆，挟肝阳上扰清窍而致头痛诸症，证属肝肾阴虚，水不涵木，肝阳上亢。

西医诊断：经前紧张综合征。

中医诊断：经行头痛。

治则：平肝潜阳，滋水涵木，疏风定痛。

方药：钩藤10g　白芍15g　菊花15g　女贞子20g　蔓荆子

10g　川芎 10g　生地 15g　决明子 10g　甘草 15g，3 剂，日 1 剂水煎服。

二诊（2012 年 8 月 8 日）：服药后，头痛明显减轻，现症见，月经将至，腰酸腹痛，仍觉头晕。查舌脉同前。以前方加牛膝 15g、鸡血藤 25g，水煎服，日 1 剂，3 剂。

三诊（2012 年 8 月 19 日）：服药 3 剂，LMP2012 年 8 月 10 日，经量稍多于正常量，行经 5d，头痛轻微，纳呆，寐差。查舌红苔白，脉弦细。前方加三仙 45g、续断 20g，水煎服，日 1 剂，6 剂，经前 9d 服药。

四诊（2012 年 10 月 8 日）：服药后，本月周期 30d，LMP2012 年 9 月 9 日，经前、经期头痛明显减轻，取前方 12 剂，每月周期第 21 天服药 6 剂。

按语：经行头痛临床较常见，发病多与肝气郁滞、肝火上炎、肝阳亢盛等因素有关。首诊正值头痛发病，急则治其标给予蔓荆子、石决明、钩藤等药。二诊经血将至，给予通经之牛膝、鸡血藤之药，因势利导。经前气血充溢，益行气活血，故每周期调理用药在经前服用。中医的整体观念并非头痛医头，用药治疗头痛的同时，指周期也得到改善。

伴随月经来潮前后出现的一系列症状被称为"经期紧张综合征"，临床表现多种多样。头痛是较常见的一种，中医要从整体观念出发，结合全身状况辨证论治才会取得实效，切忌头痛医头，脚痛医脚。用药接合经前后气血变化特点，事半功倍。

▶案十六：益气固冲散瘀止血
治疗经断前后诸症

陈某，女，45 岁。

初诊日期：2012 年 8 月 11 日。

主诉：月经量多 2 年，加重 3 个月。

现病史：月经 15 岁初潮，期量正常。近 2 年月经量较以往增多，彩超提示"子宫小肌瘤"，较大者 2.1cm×1.5cm。近 3 个月，月经周期提前甚或一月两潮。经量更多，持续 8～10d 方止。经血色红有块，无腹痛。乏力，心慌，易汗出。LMP2012 年 7 月 28 日。孕 5 产 1，人工流产 4 次。舌红苔薄白，脉沉弦。

辨证分析："月经过量，色红有血块，乏力"，四诊合参，本病属于中医学"经断前后诸症""癥瘕"，乏力属气虚，气虚则冲任不固，经血失于制约，故经行量多，证属气虚。

西医诊断：绝经综合征、子宫肌瘤。

中医诊断：经断前后诸症、癥瘕。

治则：益气固冲，散瘀止血。

方药：黄芪 25g　白术 20g　龙骨 20g　牡蛎 20g　白芍 20g　海螵蛸 15g　地榆 15g　大蓟 15g　小蓟 15g　槐花 15g　侧柏叶 15g

棕炭 20g 茜草 15g 棕炭 20g 蒲黄炭 15g，水煎服，日 1 剂，5 剂。

二诊（2012 年 8 月 18 日）：LMP2012 年 8 月 14 日月经来潮，第二天服药，经量减少，血块多，行经至今。查舌红苔白脉沉弦稍滑。方用前法，5 剂，水煎服。

三诊（2012 年 8 月 25 日）：服药后，LMP2012 年 8 月 14 日，经期服药，行经 6d 血止，经量明显减少，现无明显不适。查舌红苔白脉沉弦。方用前法，5 剂。

四诊（2012 年 9 月 22 日）：停经 39d，无明显不适，自检尿 HCG（阴性）。考虑患者近绝经年龄且患子宫肌瘤，故不用药促进月经来潮。

五诊（2012 年 10 月 13 日）：LMP2012 年 10 月 1 日经量中等，血多第二天服药，经行 6d 血止，整个经量少于正常量，查舌脉同前。方用前法。

按语：小的子宫肌瘤，临近绝经可以姑息治疗，等待闭经以后，随着子宫的萎缩也会萎缩。但因肌瘤而发生的绝经问题，经量多，经期延长等证可配以中药，效佳。临近绝经出现的月经后期大多无须用药，顺利绝经即可。

平素不用中药来治疗肌瘤、卵巢囊肿等病。中药对此类疾病的疗效不佳。且增加患者的经济负担。临床诊治疾病应本着务实的原则，一切从疗效出发。医生不可因利益驱使，忘了治病救人的本分。

▶案十七：滋阴降火、养血疏肝 治疗经断前后诸症

江某，女，48岁。

初诊日期：2012年8月4日。

主诉：心悸、失眠半年。

现病史：近半年月经不规律，周期提前甚或一月两潮，行经5~7d经量明显减少。自觉心悸，眠差，睡眠易醒，醒后难以入睡。伴潮热自汗，心烦。后背酸痛。孕1产1，LMP2012年7月1日，未置环。舌红苔白，脉沉弦。

辨证分析："心悸、失眠半年，月经不规律，自汗心烦"，四诊合参，本病属于中医学"经断前后诸症"范畴，七七任脉虚，太冲脉衰少，肝肾阴虚，虚火上越扰动心神故见是症，证属肝肾阴虚，虚火上越。

西医诊断：绝经综合征。

中医诊断：经断前后诸症。

治则：滋阴降火，养血疏肝。

方药：当归10g　白芍20g　柴胡10g　茯苓20g　白术20g　甘草15g　薄荷10g　栀子10g　枸杞子15g　女贞子20g　丹皮15g

酸枣仁 15g　远志 20g，水煎服，日 1 剂，5 剂。

二诊（2012 年 8 月 11 日）：服药 5 剂，诸症均明显减轻，LMP2012 年 08 月 10 日经量少色暗无块，无痛经。查舌脉同前。考虑即将绝经对月经不予调理，效不更方，方用前法，5 剂，水煎服。

按语：从肝论治经断前后诸症是多年临床经验的积累。肝主情志，肝与五脏冲任相关联，临床上肝病证候最复杂多变，这些理论为从肝论治本病提供支持。本案从肝论治选用加味逍遥散加减，滋阴降火，养血疏肝取得明显的临床疗效。

中医历代医籍对绝经前后诸症的认识记载并不完备，甚至没有明确的病名。这与古代人均寿命较短相关。近现代医家大多遵循《素问·上古天真论》中"肾气衰，七七天癸竭"的理论从肾论治。肾气的盛衰演变是人类生长壮老已的生理过程，并不是所有天癸竭处于绝经期的女性都会出现严重的不适而就医。临床有报道称长时期精神紧张、工作压力较大，患者的性格特征及神经类型均与本病发生密切相关。

▶案十八：疏肝解郁、化痰行气治疗经断前后诸症

刘某，女，47 岁。

初诊日期：2013 年 3 月 8 日。

主诉：潮热自汗 1 个月。

现病史：16 岁初潮，周期规律，30d 一行，经行 3～4d 量少，LMP2013 年 1 月 10 日现停经近两个月，潮热自汗，咽部堵塞感，腰酸，大便日行一次，不成形，善叹息。孕 2 产 1，人工流产 1 次，工具避孕。尿 HCG（阴性），拒绝彩超检查，舌红中央裂纹少苔，脉沉弦尺弱。

辨证分析："潮热自汗，便溏，善叹息"，四诊合参，本病属于中医学"经断前后诸症"范畴，肝肾阴虚，则潮热自汗；肝失疏泄，气血不行，则月经不潮；气滞痰凝则咽喉有异物感，证属肝肾阴虚，肝气郁滞。

西医诊断：绝经综合征。

中医诊断：经断前后诸症。

治则：疏肝解郁，化痰行气。

方药：柴胡 15g　川芎 10g　枳壳 10g　陈皮 10g　赤芍 20g

甘草 20g　制半夏 10g　厚朴 10g　苏叶 10g　黄芪 25g　白术 20g
防风 15g　浮小麦 15g　茯苓 15g，5 剂，水煎服。

二诊（2013 年 3 月 16 日）：服药后诸症明显减轻，曾觉小腹坠痛，舌同前，脉沉弦无力尺弱。前方加鸡血藤 25g、红花 15g，增活血化瘀之力，水煎服，日 1 剂，5 剂。

三诊（2013 年 3 月 23 日）：服药后小腹坠痛，乳头触痛，带下稍增，舌红少苔，脉弦稍数。前方加菟丝子 15g、鹿角霜 10g，益母草 35g 增补肝肾之力，水煎服，日 1 剂，5 剂。

四诊（2013 年 4 月 20 日）：服药月经 2013 年 3 月 27 日行经 6d，量稍多于正常，口服六味地黄丸 10d，4 月 17 日起服汤药 4 月 20 日阴道少量流血，淡红色，口渴。舌红少苔中央裂纹，脉弦稍数尺弱。方用前法，日 1 剂，5 剂。

五诊（2013 年 5 月 14 日）：LMP2013 年 5 月 12 日行经至今，正常量，色淡红，有块，暗痛经（+）舌同前脉弦尺弱。予六味地黄丸、人参归脾丸调理。

按语：绝经过渡期是从生育期向生育后期的转化时期，即从月经周期出现改变至最后一次月经。通常在 40 岁后开始，此期始点模糊，难以确定；终点明确，但在临床实践中终点不能预料。该患者 47 岁见月经不调，伴有潮热自汗症状，考虑为绝经过渡期。

潮热的病理机制至今不明，中枢系统的下丘脑可促使核心体温、代谢率和皮肤温度升高。去甲肾上腺素能、五羟色胺能或多巴胺能被报道与此相关。《杂病广要·内因类》云："有潮热者，当审其虚实……若胃气消乏，精神憔悴，饮食减少，日渐消瘦，病虽暂去，而五心常有余热，此属虚证，宜逍遥散，小柴胡等加减"。

▶案十九：补养肝肾清热安胎治疗滑胎

刘某，女，29岁。

初诊日期：2013年3月14日。

主诉：自然流产4次，现妊娠42d。

现病史：2007年以前自然流产3次，2007年在我院中医门诊中医科保胎分娩一男婴。2012年10月妊娠近3个月胎心停止发育，行清宫术。末次月经2013年1月31日，妊娠42d，阴道少量褐色分泌物，轻度腹部坠胀，腰酸，口干渴，喜冷饮。舌红苔白，脉沉细。

西医诊断：反复自然流产、先兆流产。

中医诊断：滑胎、胎动不安。

治则：补养肝肾、清热安胎。

方药：菟丝子15g 续断15g 桑寄生15g 阿胶15g 杜仲15g 狗脊15g 鹿角胶15g 山药15g 苏梗15g 砂仁10g 麦冬15g 黄芩15g 生地15g 白术15g 白芍25g，6剂水煎服。黄体酮20mg，每日1次，肌注。

二诊（2013年3月28日）：妊娠56d，阴道少量褐色分泌物，伴腰酸痛，乳房胀痛，恶心呕吐，厌油腻。口鼻咽干。超声提示：胎芽0.77cm，见胎心搏动。查舌红苔白，脉沉弦细。

方药：上方加艾炭15g，6剂水煎服。黄体酮20mg，日1次，肌注。

三诊（2013年4月11日）：妊娠70d，现阴道无出血，轻微腰酸，偶有小腹发热，仍有恶心，口鼻咽干，涎多，带下量多，色黄。查舌红苔薄白，脉右弦滑，左沉细。

方药：上方去艾炭，加沙参15g、党参15g，6剂水煎服。

四诊（2013年4月25日）：妊娠84d，偶尔小腹隐痛，腰酸，恶心减轻，鼻咽干燥减轻，手心热。舌红苔薄白，脉数，右稍滑。

方药：上方加玄参15g　菊花15g，6剂水煎服。

五诊（2013年6月20日）：妊娠20周，17周自觉胎动至今，饮食睡眠可，无明显不适。舌红苔薄白，脉弦稍滑。停药观察，有变化随诊，常规孕期保健。

按语：证属肝肾阴虚，阴血不足，胎元失养，屡孕屡堕，屡堕肝肾愈加亏虚，故有腰酸，阴虚内热，口干渴，口鼻干燥。予安胎汤调理肝肾，固肾系胎，黄芩白术清热安胎，苏梗宽中调畅气机止呕。并应注重妊娠期保健。

"堕胎太多，气血耗甚，胎无滋养，故频堕也。"以肾气虚弱，冲任受损者居多。治疗应在怀孕而兼有腰酸现象时，即行安胎，防微杜渐。否则一旦流血，旋即堕胎，措手不及。本例患者连续堕胎4次，冲任损伤，阴道见血，腰酸，恶心呕吐，治以固肾安胎与宽中和胃。阴血虚，虚热内生，应予清热安胎。

▶案二十：调理肝肾治疗滑胎

王某，女，32岁。

初诊日期：2013年8月8日。

主诉：自然流产2次。

现病史：分别于2011年11月妊娠40余天，2013年2月妊娠60余天自然流产。月经14岁初潮，周期30d，经行6~7d，中等量，色暗，少量血块，痛经（+），小腹凉，经前无不适，末次月经2013年7月26日。检测染色体正常，封闭抗体阴性，盆腔超声正常。舌红苔白，脉弦稍滑。

西医诊断：反复自然流产。

中医诊断：滑胎。

治则：调理肝肾。

方药：柴胡15g 枳壳10g 陈皮15g 香附15g 赤芍20g 川芎15g 仙茅10g 淫羊藿15g 菟丝子15g 红花15g 女贞子15g 砂仁15g 路路通15g 王不留行15g，6剂水煎服。

二诊（2013年9月5日）：末次月经2013年8月28日，经行6d，中等量，色红，无血块，轻度痛经，情绪好转。查舌质红，苔薄白，脉弦稍滑。

方药：上方加巴戟天 15g　乌药 15g。6 剂水煎服。

三诊（2013 年 10 月 10 日）：末次月经 2013 年 9 月 25 日，经行 6d，月经量正常，色红，无血块，痛经减轻。查舌红苔白，脉弦。

方药：前方加元胡 20g。10 剂水煎服。

四诊（2013 年 10 月 31 日）：末次月经 2013 年 10 月 25 日，经行 7d，月经量正常，色红，少量血块，痛经减轻。查舌红苔白，脉弦细稍滑出寸口。

方药：菟丝子 15g　熟地 15g　柴胡 10g　香附 15g　仙茅 10g　淫羊藿 15g　路路通 15g　通草 15g　砂仁 10g　王不留行 15g　穿山甲 10g　皂刺 15g　白芍 25g　巴戟天 10g　蛇床子 15g　黄精 10g　红花 15g，3 剂水煎服。适时同房。

五诊（2013 年 12 月 5 日）：末次月经 2013 年 10 月 25 日，现停经 41d，自检尿 HCG（+），稍觉乳房胀痛，小腹不适，便秘。查舌红苔白，脉弦细。

方药：菟丝子 15g　续断 15g　桑寄生 15g　阿胶 15g　杜仲 15g　狗脊 15g　鹿角胶 15g　苏梗 15g　砂仁 10g　黄芩 15g　白术 15g　白芍 25g　沙参 15g，6 剂水煎服。

六诊（2013 年 12 月 12 日）：妊娠 48d，乳房疼痛，小腹不适。查舌红苔白，脉沉细稍滑。

方药：上方加党参 10g　山药 15g，10 剂水煎服。

七诊（2014 年 1 月 2 日）：妊娠 69d，恶心呕吐稍减轻，睡眠不佳，头痛，易醒，小腹偶尔疼痛。查舌红苔微黄而腻，脉沉细稍滑。

方药：上方去沙参，加陈皮 10g　苏叶 15g　菊花 15g，10 剂水煎服。

按语：证见痛经（+），小腹凉，属肾阳虚阴寒内生，予菟丝子、女贞子温肾助阳；开郁汤疏肝养血，调畅气机；助孕汤以补肾养肝促进卵泡发育；路通、王不留行、皂刺、甲珠促进排卵。妊娠即予安胎，气机条达，清热安胎。

素有滑胎者，不宜生育过密，屡孕屡堕机体气血虚亏，冲任损伤。小产后必须避孕至少半年，调理母体，使受损之胞宫得以充分恢复后再行受胎，则胎元结实，不致轻易堕胎。治疗：一是补气益血，补充胎儿营养，予人参、黄芪，熟地、阿胶；二是固肾气系胞。肾气不足则胞元不固，胎漏下血，需固肾气强冲任，使胞胎稳固，常用杜仲、续断寄生等品。

▶案二十一：补肾行气安胎治疗滑胎

肖某某，女，35 岁。

初诊日期：2013 年 4 月 21 日。

主诉：自然流产 3 次，现妊娠 35d。

现病史：婚后 5 年连续自然流产 3 次。夫妇在生殖门诊做相关检查未见明显异常。月经周期规律，30d 一行。LMP2013 年 3 月 16 日，停经 35d，尿 HCG（+）。乳胀腰酸，夜尿频，情绪紧张。舌红苔薄白，脉弦稍滑。

辨证分析：胞脉系于肾，肾气虚则冲任不固，胎失所系故屡孕屡堕。肾气虚，膀胱失约，气化失职，则夜尿频多。

西医诊断：习惯性流产、早孕。

中医诊断：滑胎、胎动不安。

治则：补肾行气安胎。

方药：菟丝子 15g　寄生 20g　续断 20g　阿胶 15g　苏梗 15g　砂仁 15g　杜仲 20g　狗脊 20g，5 剂水煎服。

二诊（2013 年 4 月 28 日）：妊娠 42d，恶心未吐，胸中痞胀，呃逆时作，心烦，腰酸。昨日阴道少量流血，色暗，无腹痛，今日血止。前方加竹茹 15g、苏子 10g、薄荷 10g，5 剂水煎服。

三诊（2013 年 5 月 5 日）：妊娠 49d，恶心偶吐，乏力，呃逆减轻。无明显腰酸，未见阴道流血。舌红苔白脉弦滑。前方 10 剂水煎服。

四诊（2013 年 5 月 26 日）：妊娠 70d，近 3 日早孕反应减轻，偶尔呃逆，情绪较平和。盆腔彩超提示：胎心（+）。查舌脉同前。继续日前治疗。前方 10 剂水煎服。

按语：呃逆一症与嗳气相似，嗳气病在上中两焦，而呃逆病在肝胃。患者既往自然流产 3 次，此次受孕后精神负担极大，最初情绪不稳，心烦，继而呃逆频作。最严重时整日不停。妊娠呃逆极易流产。患者在呃逆后也出现了腰酸，阴道下血等胎动不安之症。给予薄荷以疏肝，苏子以行气下气，竹茹以行气止呕，从肝胃论治取得较好的疗效。

滑胎的患者大多精神情绪异常紧张，临床变症丛生。较常见的是失眠、郁郁寡欢、心悸、呃逆等证。治疗这些症候关系到妊娠的预后，用药的同时要以安胎为主，顾及孕期的特殊生理状况，用药也要充分考虑到妊娠禁忌。

►案二十二：补肾安胎养心安神 治疗胎动不安

郭某某，女，33岁。

初日期：2012年9月26日。

主诉：妊娠37d，阴道流血伴腹痛2d。

现病史：妊娠37d。昨日至今无明显诱因阴道少量流血，伴右下腹痛，腰酸，心悸，无明显早孕反应。盆腔超声：子宫7.2cm×6.1cm×4.8cm，内见1.5cm×1.4cm×0.5cm囊状结构。查血HCG：5068，黄体酮：17.18。既往孕6人流5，宫外孕1。舌红苔薄白，脉结。

辨证分析：肾主系胞为冲任之本，肾虚冲任失固，蓄以养胎之血下泄，故阴道少量出血，肾虚胎元不固有欲坠之势，故腰酸腹痛下坠。血下养胎，心失所养故心悸。

西医诊断：先兆流产。

中医诊断：胎动不安。

治则：补肾安胎，养心安神。

方药：菟丝子15g　续断15g　桑寄生15g　阿胶15g　狗脊15g　苏梗15g　砂仁10g　麦冬15g　黄芩15g　生地15g　白术

15g 白芍 25g 杜仲 15g 炙甘草 10g 五味子 15g 党参 20g 远志 20g，5 剂水煎服。

二诊（2012 年 9 月 30 日）：阴道间断流血，量少，褐色，有小血块，腹胀，乳头痛，腰酸，服药后腹部窜气感。舌脉同前。

方药：前方去党参、苏梗、远志，加鹿角胶 15g 酸枣仁 10g 龙眼肉 15g 山药 25g，5 剂水煎服。黄本酮注射液 20mg，日 1 次，肌注。

三诊（2012 年 10 月 8 日）：妊娠 49d，9 月 30 日血止。胃脘不适，晨起恶心，偶吐，乳房胀痛，腰酸。查血 HCG：48874 黄体酮：40.40。舌红苔薄黄，脉弦滑尺弱。前方 5 剂水煎服。

四诊（2012 年 10 月 17 日）：妊娠 58d，自觉腹胀稍痛，易排气，偶尔恶心，未吐，乳胀。查盆腔超声：胎心（+）。查舌红稍暗少苔，脉促尺弱。

方药：前方去白术、陈皮，加苏梗 15g、白芍 25g、五味子 15g，5 剂水煎服。

按语：中西医结合安胎可以提高疗效，结合血 HCG 及黄体酮的检测更加明了。激素在流血的早期未用，淋漓日久恐动胎元，少量注射血止即停药。

保胎的前提是辨胚胎是否存活，在怀孕的早期都要动态观察病情的变化。除细心诊查阴道出血、腰酸、腹痛、早孕反应等症外，血激素的监测及盆腔超声的监测也很重要。

▶案二十三：补肾益气安胎
治疗胎动不安

王某，女，32岁。

初诊日期：2012年9月27日。

主诉：妊娠46d，阴道流血伴腹痛2d。

现病史：停经46d，自检尿HCG（+）。近2日无明显诱因阴道少量流血，咖啡色伴小腹坠痛。自觉腰酸。怀孕以来无明显早孕反应，初期曾有乳房胀痛现减轻。超声提示宫内妊娠，胎心（+），囊外见液性暗区。血HCG：21630，黄体酮：19。孕2人流2，平素月经周期规律，30d一行。舌红苔白，脉弦尺弱。

辨证分析：肾主系胞为冲任之本，肾虚冲任失固，蓄以养胎之血下泄，故阴道少量出血，肾虚胎元不固有欲坠之势，故腰酸腹痛下坠。

西医诊断：先兆流产。

中医诊断：胎动不安。

治则：补肾益气安胎。

方药：菟丝子15g　寄生20g　续断20g　阿胶15g　艾炭15g　山药25g　党参20g　砂仁15g　杜仲20g，5剂水煎服。黄体酮注射液 20mg，日 1 次，肌注。

二诊（2012 年 10 月 23 日）：妊娠 72d，服汤剂及肌注黄体酮后血止，腹痛及腰酸消失。未复诊自服黄体酮胶丸至今。今晨阴道少量流血，鲜红色无块，腰酸腹痛。超声提示：胎心（+）。查舌红苔白脉沉弦尺弱。继续前方治疗。

三诊（2012 年 10 月 25 日）：妊娠 74d，阴道流血增多。血 HCG：3000，黄体酮：11。盆腔超声：胎心（-）提示胚胎停止发育。舌红苔白脉弦数。

按语：早孕反应对胎儿的预后很有参考意义，该患始终没有明显的早孕反应预后不佳。妊娠 70 余天胚的器官系统外形发育具雏形，标志着一个细胞即受精卵发育为初具人形的个体，许多胚胎停育就停在孕 70d 左右，应该注意。古人讲：脉大为病进。患者脉象在流产前表现为数，是病进的提示。

中医保胎疗效确切，在临床上有很大优势。虽然在出现流血等症时需要中西医结合应用黄体酮，但单纯使用黄体酮效果并不理想。早期流产临床上多种原因，其中免疫因素近代被广泛重视。在没有检验手法的时期，患者的临床表现尤其重要，这一点仍适用于现代临床。

▶案二十四：温经散寒调经止痛治疗不孕症

卢某，女，31 岁。

初诊日期：2013 年 3 月 10 日。

主诉：夫妇同居 1 年未避孕未孕。

现病史：结婚 1 年半，工具避孕半年，近 1 年同居未避孕未孕。夫妇未做任何检查。月经 13 岁初潮，周期规律，32d 一行，经行 7～8d，近 3～4 年因经期受凉每逢行经第 3 天腹痛，伴腹泻，得热缓解。肛门坠胀疼痛。平素手足凉。曾服元胡止痛片症状可缓解。LMP2013 年 3 月 1 日。盆腔超声：右卵巢大小增大 5.0cm×3.5cm×2.7cm，内见 2.1cm×1.0cm 无回声。舌红尖赤苔薄白，脉弦。

辨证分析：素体阳虚，经期血脉空虚，寒邪乘虚而入，寒凝血瘀不通则痛。瘀血内停，阻滞冲任胞宫不能摄精成孕故不孕。

西医诊断：不孕病、继发性痛经。

中医诊断：不孕病、痛经。

治则：温经散寒，调经止痛。

方药：三棱 15g　莪术 15g　丹皮 15g　肉桂 10g　刘寄奴 15g

枳壳 10g　元胡 20g　小茴香 15g　赤芍 20g　乌药 20g，6 剂经前 9d 水煎服。治疗期间严格避孕。

二诊（2013 年 4 月 14 日）LMP2013 年 4 月 2 日，经行 7d，量中色红，腹痛明显减轻。稍觉腰酸。前方加杜仲 20g、续断 20g，5 剂水煎服。

三诊（2013 年 5 月 20 日）LMP2013 年 5 月 1 日，经行 6d，无明显腹痛，查舌脉同前。前方 5 剂水煎服。

四诊（2013 年 6 月 9 日）：LMP2013 年 6 月 6 日行经至今。患者拟本月开始助孕。查舌红苔白脉弦。

方药：仙茅 10g　淫羊藿 15g　巴戟天 15g　菟丝子 15g　路路通 15g　王不留行 15g　香附 15g　柴胡 15g　当归 15g，3 剂水煎服，经净即服，择期同房。

患者反复助孕 3 个周期最终受孕。

按语：在临床中调治痛经的同时常易受孕。过去对孕期服药的问题认识不够，许多患者服药调经的同时并不避孕，致使一些以痛经为主症的不孕患者得以受孕。继发性痛经大多病因子宫内膜异位症。子宫内膜异位症可导致不孕，中医药在温经活血的同时，改善盆腔的内环境有助于受孕。

中医学文献中没有子宫内膜异位症的病名记载。根据临床表现多归属在痛经、不孕等病。近年来中医妇科对内异症有较系统的研究，多认为瘀血阻滞胞宫，冲任是基本病机。琥珀散及现代中成药丹莪妇康煎膏用之有效。

►案二十五：调理肝肾，活血通经治疗不孕症

李某，女，34岁。

初诊日期：2013年2月24日。

主诉：婚后5年夫妇同居未避孕未孕。

现病史：结婚五年，夫妇同居未避孕未孕。丈夫精液质量分析正常。妻子2010年在查输卵管照影提示：双侧输卵管堵塞。欲行试管婴儿前配以中医药调治。月经周期规律28d一行，经行6d，量少，色暗有块，痛经（+）经前乳胀，情绪烦。平素手足凉，便秘。LMP2013年1月30日。舌红苔白脉弦。

辨证分析：肾阳不足，命门火衰，不能温养胞宫，寒凝气滞，瘀阻胞宫可见痛经，量少不孕等症。阳虚失于温煦故手足凉，常年不孕，盼子心切，肝气郁滞故经前乳胀烦躁。

西医诊断：不孕症。

中医诊断：不孕病。

治则：调理肝肾，活血通经。

方药：柴胡15g　路路通15g　穿山甲10g　王不留行15g　丹参15g　赤芍20g　红花15g　仙茅10g　淫羊藿15g　青皮

10g　郁金 15g，5 剂水煎服。嘱服药期间严格避孕。

二诊（2013 年 3 月 3 日）：服药后，LMP2011 年 3 月 1 日，行经至今，经量增多，色暗无块，轻微腹痛，经前无明显不适。查舌脉同前。

方药：前方 20 剂水煎服。

三诊（2013 年 4 月 21 日）：服药期间易排气，大便日行一次，质软，情绪平和。LMP2013 年 3 月 29 日经量正常，无明显不适。查舌脉同前。

方药：继服前方。

四诊（2013 年 8 月 18 日）：LMP2013 年 6 月 23 日，现停经 56d。服汤药后，再次在外院查输卵管照影依旧提示双侧输卵管堵塞，拟做试管婴儿前期检查时查尿 HCG 阳性。现妊娠 56d，胎心（+）。无明显不适。

按语：本病例进一步提示医生不能完全依赖辅助检查。双侧输卵管堵塞无论中医还是西医手术疗法效果均不佳，是试管婴儿的适应证。本患者是否存在着因紧张因素而致输卵管一过性痉挛，而致不通，无确切证据。中医药辨证论治，种子先调经，月经的期量色质及伴随症状改善后，确有助于受孕。

在临床检测手法有限的条件下，许多不孕的患者无法明确病因。过去常常有些患者在治疗痛经或月经不调的同时解决了多年不孕的问题。临床治疗方案应该灵活，从患者角度出发，由浅入深，步步深入，不可过度治疗。

▶案二十六：补肾填精、疏肝理气治疗不孕症

高某，女，30 岁。

初诊：2013 年 8 月 5 日

主诉：夫妇同居 2 年未避孕未孕。

现病史：近 2 年夫妇同居未避孕未孕。月经周期规律，30～34d 一行，行经 7～8d，色红，量中等，经期小腹疼痛。末次月经 2013 年 7 月 19 日，经前烦躁易怒，胸胁乳房胀痛，腰酸。查舌质淡苔白稍腻，脉弦细。

西医诊断：不孕症

中医诊断：不孕病

治则：补肾填精、疏肝理气

方药：柴胡 15g　枳壳 10g　陈皮 15g　香附 15g　仙茅 10g　淫羊藿 15g　巴戟天 10g　菟丝子 15g　郁金 15g　青皮 10g　瓜蒌 20g　桂枝 15g　茯苓 20g　杜仲 20g　熟地 20g　枸杞子 15g　女贞子 20g　路路通 15g　皂角刺 15g　乌药 20g，10 剂水煎服。

二诊（2013 年 8 月 31 日）：2013 年 8 月 20 日月经来潮，行经 8 天，色红无血块，经前头痛，烦躁易怒，胸胁乳房及小腹胀

痛，轻度腹泻。查舌质淡苔白稍腻，脉弦缓。

方药：前方加狗脊 20g、鹿角胶 9g，10 剂水煎服。

三诊（2013 年 10 月 11 日）：2013 年 9 月 19 日月经来潮，行经 8 天，量色正常，经前伴随症状明显缓解。查舌质红苔薄白，脉弦细稍沉。

方药：前方去乌药、皂角刺、仙茅，加砂仁 10g、山萸肉 15g。10 剂水煎服。

四诊（2013 年 12 月 29 日）：近两月月经规律来潮，末次月经 2013 年 12 月 22 日，轻微乳乳胀。予以助孕。

方药：仙茅 10g　淫羊藿 15g　菟丝子 15g　巴戟天 10g　当归 15g　白芍 20g　柴胡 10g　香附 15g　红花 15g　首乌 10g　枸杞子 15g　杜仲 20g　狗脊 20g　鹿角胶 9g　桑寄生 20g　砂仁 10g　路路通 15g　通草 15g　王不留行 15g　鳖甲 10g，4 剂，月经第 6 天服用，适时同房。

五诊（2014 年 2 月 22 日）：2014 年 2 月 20 日月经来潮，轻微乳胀，余无明显不适。查舌质红苔薄白，脉弦滑。

方药：前方去砂仁、桑寄生，加熟地 20g、北沙参 20g、肉苁蓉 15g。4 服，用法同前。

六诊（2014 年 6 月 6 日）：末次月经 2014 年 4 月 25 日，量色正常。现停经 42 天，自测尿 HCG（+），超声提示宫腔内囊性结构。自觉恶心、厌油腻，乏力。查舌质红苔薄白，脉沉细稍滑。予以保胎。

方药：续断 20g　菟丝子 15g　桑寄生 15g　阿胶 15g　黄芩 15g　白术 15g　杜仲 20g　狗脊 20g　鹿角胶 15g　白芍 25g　炙甘草 10g　党参 20g　砂仁 10g　苏梗 15g　熟地 15g　北沙参 15g，6 剂水煎服。

按语：治疗不孕从调理月经的伴发症状着手，以经血之有形，调冲任之无形。遵循月经周期各阶段气血变化规律选择治疗时机，因势利导。此患者肝郁气滞明显，然补益肾精作为治疗不孕的大法，故予以补肾疏肝往往收效显著。

▶案二十七：行气活血通经
治疗输卵管粘连

马某，女，41 岁。

初诊日期：2013 年 1 月 10 日。

主诉：胚胎停止发育 1 次，同居半年未孕。

现病史：2010 年妊娠 4 个月胚胎停止发育，自然流产。2012 年初至今未避孕未孕。在外院做输卵管照影提示：两侧输卵管粘连。月经 13 岁初潮，周期 35d，经行 5～6d，中等量，色红，偶有血块，经前 1 周乳房胀痛。末次月经 2012 年 12 月 14 日。舌红苔白，脉沉弦数。

西医诊断：输卵管粘连。

中医诊断：输卵管粘连。

治则：行气活血通经。

方药：柴胡 15g　枳壳 10g　陈皮 15g　香附 15g　赤芍 20g　川芎 15g　三棱 15g　莪术 15g　乌药 20g　皂刺 15g　郁金 15g　青皮 10g　路通 15g　淫羊藿 15g　仙茅 10g　菟丝子 15g，6 剂水煎服。嘱治疗期间严格避孕。

二诊（2013 年 1 月 24 日）：末次月经 2013 年 1 月 17 日，经

行 5d，正常量，色红，少量血块，经前无明显不适。查舌质红苔薄白，脉沉弦而弱。

方药：上方去青皮，加通草 15g。6 剂水煎服。

三诊（2013 年 2 月 20 日）：末次月经 2013 年 2 月 14 日，经行 5d，经量稍增，色红，少量血块，经前稍觉乳胀。查舌红苔薄白，脉沉弦。

方药：上方加荔枝核 15g　砂仁 15g。6 剂水煎服。

四诊（2013 年 3 月 28 日）：末次月经 2013 年 3 月 22 日，经行 5d，经量增加，色红，有少量血块，经前乳胀减轻。舌红苔薄白，脉沉弦。

方药：同前，6 剂水煎服。

五诊（2013 年 5 月 23 日）：末次月经 2013 年 5 月 6 日，经行 5d，中等量，色红，有少量血块，经前乳胀。舌红苔微黄，脉沉细。

方药：1 月 10 日方药加桃仁 15g、红花 15g。6 剂水煎服。

六诊（2013 年 7 月 4 日）：末次月经 2013 年 6 月 25 日，经行 5d，中等量，色红，有少量血块，经前乳胀。舌红苔微黄，脉沉细。

方药：菟丝子 15g　熟地 15g　柴胡 10g　香附 15g　仙茅 10g　淫羊藿 15g　路路通 15g　通草 15g　砂仁 10g　王不留行 15g　穿山甲 10g　皂刺 15g　白芍 25g　巴戟天 10g　蛇床子 15g　黄精 10g　红花 15g。3 剂水煎服。适时同房。

七诊（2013 年 8 月 1 日）：末次月经 2013 年 7 月 26 日，经行 6d，中等量，色红，有少量血块，经前乳胀。舌红苔少苔，脉弦细。

方药：上方加乌药 20g，红花 15g。3 剂水煎服。

八诊（2023 年 9 月 5 日）：末次月经 2013 年 7 月 26 日，现停经 41d，自检尿 HCG（+）。现症状：乳胀、困倦，腰部僵硬不适，尿频数。舌红苔白，脉沉细。

方药：菟丝子 15g　续断 15g　桑寄生 15g　阿胶 15g　杜仲 15g　狗脊 15g　鹿角胶 15g　山药 15g　苏梗 15g　砂仁 10g　麦冬 15g　黄芩 15g　生地 15g　白术 15g　白芍 25g　党参 15g　甘草 10g　益智仁 10g　沙参 10g。6 剂水煎服。嘱分房静养，黄体酮胶丸 100mg，日 2 次，口服。

九诊（2013 年 9 月 12 日）：妊娠 48d，左下腹阵发性疼痛，乳胀减轻，恶心未吐，腰部僵硬感，尿频。查舌红苔薄白，脉沉弦细。

方药：上方去甘草，加苏叶 15g　山药 15g。6 剂水煎服。

按语：月经迟滞，乳房胀痛，证属气血瘀滞，予开郁汤以行气活血通经；曾有胚胎停止发育病史，加以调理肝肾；输卵管粘连，予皂刺、路通等品以活血通络。妊娠期更以调肝补肾益精血以养胎元为主。

输卵管粘连以瘀血阻滞论治，予以活血化瘀，通经活络药剂，调经期间一定要嘱咐患者采取工具严格避孕，以免服药期间意外妊娠，影响优生优育。予以助孕汤之后，在下次月经来潮日期前后，应避免妊娠反应却误诊服他药，在确定妊娠或疑是妊娠时即应保胎治疗，预培其损。

▶案二十八：补益肝肾、清热利湿治疗阴痒

张某，女，43岁。

初诊日期：2013年3月19日。

主诉：外阴瘙痒近4年。

现病史：外阴瘙痒近4年，夜晚加重，阴道分泌物正常。妇科检查：外阴发育正常，大阴唇上端及阴蒂局部黏膜变白，粗糙。查舌红苔白，边有齿痕，脉沉弦无力。

西医诊断：外阴营养不良。

中医诊断：阴痒。

治则：补益肝肾、清热利湿。

方药：蛇床子15g　苦参15g　土槿皮15g　白鲜皮15g　秦皮15g　地肤子15g　白芍20g　巴戟天10g　红花15g　女贞子20g　莪术15g　儿茶15g　桃仁15g　首乌20g，3剂水煎外熏、外洗，药包热敷15分钟。

二诊（2013年3月31日）：自觉外阴瘙痒症状改善，情绪烦躁。查舌红苔白，边有齿痕，脉沉弦。

方药：前方加石膏40g　雄黄15g。用法同前。

三诊（2013 年 4 月 14 日）：自觉外阴瘙痒症状改善，分泌物正常。查舌红苔白脉弦浮。妇科检查：皮肤颜色正常，阴蒂颜色稍淡，大阴唇上 2/3 皮肤粗糙，无抓痕。

外用方：上方去儿茶、雄黄，青蒿 20g。3 剂水煎外熏、外洗，药包热敷 15 分钟。

内服方：当归 15g　川芎 15g　白芍 20g　生地 20g　地肤子 15g　防风 15g　苦参 15g　龙胆草 15g　丹皮 15g　青蒿 15g　防己 15g　秦艽 15g。用法：6 剂水煎服。

按语：患者舌红苔白，边有齿痕，为湿热内盛，热蕴阴部，与湿浊交结，日久入络生风，湿虫滋生而瘙痒不止，经络受阻，气血不畅，肌肤失荣而变白。治以补益肝肾、清热利湿。

阴痒均为湿热所致，而与本体虚弱有关。《女科经纶》云："肝经血少，津液枯竭，致气血不能荣运，则壅余生湿，湿生热"。肝肾亏虚，外阴失养，故是本。患者奇痒难受，得热更甚，夜不能安睡。兼有带下，则刺激外阴愈加痛痒，故清热利湿。采用外熏、外洗、热敷，药效直达并所，改善外阴环境，药效显著。适当配以汤剂内服，以改善机体内部环境。

►案二十九：温肾健脾益气止带 治疗带下病

金某，女，38岁。

初诊日期：2013年4月28日。

主诉：带下量多2年余。

现病史：平素带下量多，近两年无明显诱因日渐加重，色白，质稀无异味。外阴不痒。多次检验白带常规均正常。伴腰酸下肢乏力，平素纳呆，易浮肿，便秘。月经正常末经2013年3月29日。辅助检查：盆腔超声：正常；白带常规：正常。舌淡苔薄白，脉细。

西医诊断：阴道炎。

中医诊断：带下量多。

辨证分析：脾气主升，肾主闭藏，脾阳虚则不能运化水湿，以致水湿内停而下注，肾气虚则不能固涩精气而下泄。腰酸纳呆为脾肾亏虚的表现。

治则：温肾健脾，益气止带。

方药：党参20g 白术20g 甘草15g 菟丝子15g 芡实15g 杜仲20g 莲子15g 山药20g。5剂水煎服。

二诊（2013年5月15日）：白带量明显减少，腰酸亦减轻，查舌脉同前。前方5剂水煎服.

三诊（2013年5月20日）：白带基本正常，无明显腰酸，经前稍有下肢浮肿。食欲佳。查舌脉同前。前方加苍术15g，5剂水煎服。

四诊（2013年6月21日）：LMP2013年6月15日经量正常，经前无浮肿，带下正常量，查舌脉同前。人参归脾丸口服。

按语：带下症以脾虚为主，脾气旺则饮食之精气生气血而不生带，脾气虚弱则五味之实秀生带而不生气血。脾阳又赖肾阳之温煦。治疗时宜温补脾肾，肾强脾旺则带下自止。

带下过多是以湿为主因的常见疾病，主要是冲任不固，带脉失约，涉及肝脾肾三脏功能失常。临床要排除感染所致的白带异常，常规的白带检测即可明确诊断。外感而致应用外用药即可。内伤所致要以口服药为主，完带汤临床常用。

▶案三十：养阴清热缓急止痛 治疗腹痛

贾某某，女，75 岁。

初诊日期：2012 年 9 月 23 日。

主诉：下腹部胀痛 4 年余。

现病史：近 4 年无明显诱因自觉外阴胀痛，排便、排尿及劳累后撕裂样疼痛，持续 40 分钟左右方可缓解，疼痛无法忍受，经常需服止痛药。情绪烦躁。曾在泌尿内科诊治无效，膀胱镜检查未见异常，妇科检查均正常。舌淡苔薄白，脉弦稍数。

西医诊断：膀胱疼痛综合征。

中医诊断：腹痛、淋证。

治则：养阴清热、缓急止痛。

方药：生地 20g　玄参 15g　麦冬 15g　栀子 10g　通草 10g　芦根 15g　白芍 25g　甘草 10g　黄连 10g　黄檗 10g　黄芩 10g，6 剂水煎服。

二诊（2012 年 9 月 30 日）：腹痛及尿痛明显减轻，尤其是大便前的腹痛基本消失。现症状：尿频夜尿多，每晚需排尿 8 次左右。查舌红尖赤，脉同前。

方药：前方加菟丝子 15g　桑螵蛸 15g　升麻 10g　黄芪 25g，5 剂水煎服。

三诊（2012 年 10 月 8 日）：诸症同前，近 1 周睡眠不佳，排尿后难以入睡。舌脉同前。

方药：前方去三黄、芦根、通草。加酸枣仁 10g　益智仁 10g，3 剂水煎服。

四诊（2012 年 10 月 12 日）：腹痛基本消失。夜尿减少，每晚排尿 2~3 次，夜梦多。查舌红苔白脉同前。

方药：前方加山药 20g，5 剂水煎服。

按语：膀胱疼痛综合征是指与膀胱充盈有关的耻骨上疼痛，在未证实有泌尿系感染和其他明确疾病时，伴有白天和夜晚排尿频率增加等症状，尿急和疼痛是膀胱疼痛综合征的特征。玄参、生地、麦冬为《温病条辨》之增液汤。生津泄热，补水以制阳光，此寓泻于补之法，以补阴体作泻火之用，既可攻实又可防虚。

本病属于绝经后期的常见病，许多老年患者表现反复发作的尿路刺激症状，合并盆腔深的疼痛。西医常规的泌尿系检验没有明显的异常改变。应用抗生素治疗可能不全改善症状。现代医学提出应用抗抑郁药可缓解，但临床患者难以接受。中医药治疗疗效较好。

▶案三十一：疏肝行气止痛治疗腹痛

王某某，女，29岁。

初诊日期：2013年1月20日。

主诉：反复左下腹痛1年余。

现病史：近1年多反复左下腹痛，坠胀，与月经无关。生气及劳累后加重。喜温喜按，平素情绪烦躁。盆腔超声未见异常。舌红苔薄白，脉弦稍数。

辨证分析：肝主情志，情志不畅，肝经气滞，肝气行于左，故左下腹痛甚。肝主疏泄，疏泄失调血海蓄溢失常，故经期或前或后。

西医诊断：腹痛待查。

中医诊断：腹痛。

治则：疏肝行气止痛。

方药：元胡20g 川楝子15g 柴胡15g 乌药20g 香附15g 红藤25g 小茴香10g，6剂水煎服。

二诊（2013年2月24日）：服药后腹痛减轻，情绪尚可。前方5剂水煎服。

三诊（2013 年 3 月 3 日）：正值经前，情绪烦躁乳胀，小腹胀痛不适。查舌红苔白脉弦稍滑。前方加路通 15g、鸡血藤 25g，6 剂水煎服。

四诊（2013 年 4 月 28 日）：服药后未再腹痛，情绪佳。欲再服药巩固疗效。前方 6 剂水煎服。

按语：患者体格检查及辅助检查均未见明显异常，但腹痛反复发作，影响工作生活，在西医妇产科门诊多次以慢性盆腔炎之诊断给予抗生素及清利湿热之中成药口服，效果均不佳。依据中医辨证论治理论及肝经循行路线，从肝论治取得了较好的疗效。不应见到腹痛就加清热利湿之品。临床要以辨证为基础才取得好的疗效。

慢性盆腔痛在临床上多发，以慢性炎症及内异症居多。临床患者主述左下腹疼痛常见，且症状严重于右侧。中医讲肝左肺右，是指肝经之气行于左，肝的气郁也以左侧为重。疏肝理气兼活血通经往往可取效。